U0340661

饙
厂®

从犯愁到解愁

FROM MELANCHOLIA TO PROZAC

抑郁症的历史

A HISTORY OF DEPRESSION

[美]克拉克·劳勒——著

崔敏——译

SPM
南方传媒 | 广东人民出版社
·广州·

图书在版编目（CIP）数据

从犯愁到解愁：抑郁症的历史/（美）克拉克·劳勒著；崔敏译. —广州：广东人民出版社，2020.10（2023.3重印）

（万物小史）

ISBN 978-7-218-14377-4

Ⅰ.①从… Ⅱ.①克… ②崔… Ⅲ.①抑郁症—通俗读物 Ⅳ.①R749.4-49

中国版本图书馆CIP数据核字（2020）第123988号

From Melancholia to Prozac: A History of Depression was originally published in English in 2012. This translation is published by arrangement with Oxford University Press. Guangdong People's Publishing House is solely responsible for this translation from the original work and Oxford University Press shall have no liability for any errors, omissions or inaccuracies or ambiguities in such translation or for any losses caused by reliance thereon.

CONG FANCHOU DAO JIECHOU: YIYUZHENG DE LISHI

从犯愁到解愁：抑郁症的历史

［美］克拉克·劳勒 著　　崔敏 译　　　　　　版权所有　翻印必究

出 版 人：肖风华

责任编辑： 陈泽洪
责任技编： 吴彦斌

出版发行： 广东人民出版社
地　　址：广州市越秀区大沙头四马路10号（邮政编码：510199）
电　　话：（020）85716809（总编室）
传　　真：（020）83289585
网　　址：http://www.gdpph.com
印　　刷：北京通州皇家印刷厂
开　　本：889mm×1194mm　1/32
印　　张：7.625　字　数：162千
版　　次：2020年10月第1版
印　　次：2023年3月第3次印刷
定　　价：49.80元

如发现印装质量问题，影响阅读，请与出版社（020-87712513）联系调换。
售书热线：（020）87717307

目
录

文坛泰斗的病史

大约在这段时间，他身受忧郁症这种毛病严重复发之苦。这病症以前一直潜伏在他身上。尽管他十分喜欢交际聚会，但是因为病势很重，他完全嫌恶交往，这就是那种病最致命的症状。亚当斯博士告诉我，他作为一个老朋友，获准去看约翰逊，看到约翰逊处于悲惨的境况中，长吁短叹，痛苦呻吟，自言自语，并且烦躁不安地由这一室走到那一室。然后约翰逊用尽力气，以强的语气说出他感到的痛苦："我会答应截除一肢，只要能恢复我的精神。"

——鲍斯威尔，《约翰逊博士传》①

塞缪尔·约翰逊（Samuel Johnson）博士被誉为英国"文坛大可汗"，是大名鼎鼎的启蒙运动泰斗。他编纂了大型英语词典，还非常拥护"理性"。你或许会感到奇怪，这样一位伟人，为何会出现在介绍抑郁症的书里，成为研究案例呢？相信读过上述段落，你就有了答案。这段文字选自《约翰逊博士传》（*Life of Samuel Johnson*），作者是约翰逊的朋友，著名的詹姆斯·鲍斯威尔（James Bowswell），同样也是抑郁症（当时称为"忧郁症"）患者。关于这种疾病，有一点比较奇怪，就是它在历史上一直都被看作时髦病。事实的确是这样，你在后面就会反复读到。不过，即便它再时髦，一代文豪约翰逊还是难逃魔

---

① 詹姆斯·鲍斯威尔：《约翰逊博士传》，王增澄、史美骅译，上海三联书店2006年版，第111页。

爪。病魔几乎把他击垮，使他陷入了深深的绝望，境况悲惨。与肉体上的苦痛相比，约翰逊经受的精神错乱要严重得多。

那么，约翰逊是怎么变成了这个样子？同时代的人又如何看待他和他的疾病呢？在个体患者层面，由于每个人心理立场不同，社会地位不同，抑郁症的表现也都是不一样的。而在某个社会群体内部，抑郁症又呈现出了相同的特征，因为不同的文化都会按照自己的方式来解读疾病：人们会给每种疾病都编个"故事"，甚至还会写本"传记"。故事情节可能会徐徐展开，也可能陡然生变。而在抑郁症的故事里，我们似乎看到，它表现出来的症状还是相对一致的，但不同时期的文化不断重塑了它的概念，而且"抑郁圈"的人们也都有各自的体验。让我们通过约翰逊的故事，来看看这是怎么一回事。

约翰逊的病史

"这就是我的病史。和其他病史一样，都是悲惨的故事。"临终前，约翰逊说起了自己的痛风、哮喘，还有身上大大小小的毛病。但无论是对于约翰逊还是其他抑郁症患者，要把身体症状和心理疾病区分开来，都是非常困难的。现代医学历来信奉的是身心分离，但大量近期研究的结果都在回归以往公认的真理，即身心密不可分（见图1）。约翰逊的这些毛病，早在青年时期就出现了，而那个时代还流行抑郁症会遗传的理论。要是认同这一点的话，他可能还没到青年时期就已经发病了。瘰疬病是他小时候的毛病，那时候，人们认为这是"国王的恶魔"，需要女王通过触摸患者，用她的神力来治疗。约翰逊也尝试过这种偏方。瘰疬对约翰逊的健康状

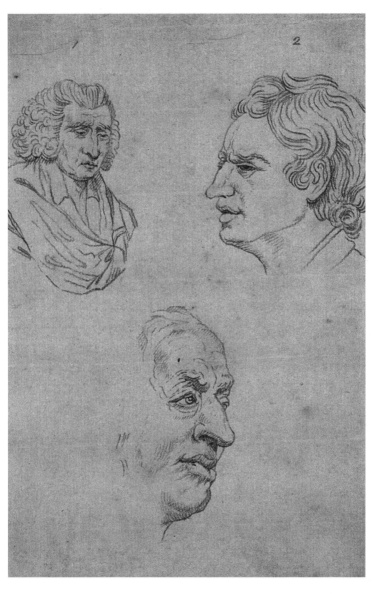

图1 塞缪尔·约翰逊画像。相士画下这几幅画像，为的是捕捉约翰逊忧郁时脸上沮丧的表情。观相术（physiognomy，字面意思是"认识本性"）曾经流行一时，人们用这种方法来诊断并表现抑郁症。瑞士神学家约翰·卡斯帕·拉瓦特尔是观相术之父。他在著作里添加了抑郁之人的画像，还让托马斯·霍洛威加以美化修饰，试图通过一个人的外部身体特征来评估其性格。观相术源于古典时期，在17世纪又重新赢得了一席之地。约1789年。（伦敦，韦尔科姆图书馆）

况产生了深远影响，毫无疑问，它也是抑郁症的一个诱因。在《约翰逊博士传》的结尾，鲍斯威尔非常生动地描述了约翰逊的形象，令人难忘：

> 他身材高大匀称，面容好似古代雕像，但他的外表看起来还是有些怪异，有些粗野。这是因为他总是不由自主地抽搐，衣着邋里邋遢，而且女王的"御触"也没能治好瘰疬，给他留下了许多疤痕。他看东西只能用一只眼睛。但由于他的头脑十分强大，甚至弥补了这种缺陷，所以只要目力所及，他的观察力就极为敏锐。他这个人禀性古怪，有一种病态的感觉。他从来都不知道自由地活动身体、跑跑跳跳到底有多么自在，多么快乐。他走起路来就像戴着脚镣似的，艰难地挣扎着；骑马的时候又根本不能控制方向，任凭马带着他撒欢，就像坐在热气球里一样左摇右晃，上下颠簸。

在这个时期，提到"禀性"这个词，可能既指代身体特质，又指代心理特质，"病态"也一样。在上面这段文字里，鲍斯威尔就是用"病态"这个词来描述约翰逊的身心状态。在他的笔下，这位伟人看起来是个滑稽的怪人，文风可能也有点夸张。可如果仅仅看到约翰逊疾病缠身，我们就会忽视他的内心有多么煎熬。接下来，鲍斯威尔写到了约翰逊的抑郁症，并暗示了病因："他为肉体上的病痛所苦，这病常常弄得他不安定和烦躁不已。由于生来的忧郁，这种忧郁的云雾让他活跃的想象力蒙上了一层阴翳，并为他一生的思想发展趋势投下了阴郁的色调。"[①]

在18世纪，人们在说抑郁症时，还会用"忧郁症"这个词，

---

① 詹姆斯·鲍斯威尔：《约翰逊博士传》，王增澄、史美骅译，上海三联书店2006年版，第353页。

"疑病症（hyponchondria）""坏脾气（spleen）"和"病气（vapours）"这些词也都会用到。尽管当时常常能看到"抑郁"这个词，鲍斯威尔的《约翰逊博士传》等著作里更是大量使用，但此"抑郁"非彼"抑郁症"。我们如今所说的抑郁症兴起于19世纪末，至今还在不断发展演变，各种各样的定义和解释层出不穷。可无论是旧称呼，还是新叫法，它们都可能一样模糊（也可能一样具体）。鲍斯威尔常常说起约翰逊。在他指出"约翰逊由于精神严重抑郁而饱受折磨"的时候，他说的不是某种具体的疾病（忧郁症），而是一种"精神"遭到压迫、贬低，不能正常运作的身心状态。

约翰逊患上忧郁症，病根就在他的父亲迈克尔·约翰逊身上。鲍斯威尔指出，忧郁症是可以遗传的，因为他从约翰逊身上看到了这一点。迈克尔身材高大，身体强壮，意志坚定，思维活跃，但就像是在最坚硬的岩石里，也常常能发现有些岩脉中含有脆弱的物质一样，强壮的迈克尔身上就掺杂了那种疾病。无论你怎么细看，也看不出是什么病。不过，这种疾病的影响可是广为人知：患者会感到厌世，大多数人都关心的事物，他一点兴趣都没有，整个人看起来也是阴沉沉的，还特别悲惨。从父亲身上，约翰逊继承了一些特质，也继承了"一种邪恶的忧郁"。心烦意乱的时候，他就狠狠地咒骂，说这种忧郁"弄得他一辈子都成了疯子，至少不大清醒"。

在这里，鲍斯威尔强调的是悲伤，而不是焦虑，虽然这两种情感都是构成约翰逊抑郁症的基础。约翰逊从父亲身上继承了"脆弱的物质"，也就是根深蒂固的抑郁症。按他自己的话说，这让他"一辈子都成了疯子"。在这段文字里，"清醒"指的是"头脑清醒""神志正常"。约翰逊"心烦意乱的时候……就狠狠地咒骂"，鲍斯威尔也把那些话都删掉了，因为他想对约翰逊的抑郁症轻描淡写，让读者以为这不过是天才身上的小毛病。但对约翰逊而言，抑郁症实在是太痛苦了，比鲍斯威尔写的要严重得多。他在各类作品中都表达了自己的痛苦。

愧疚、懒散、宗教与母亲

经受了疾病这样的折磨，约翰逊却还能凭借自己的才华写出大量佳作，这确实非常矛盾。到后来，这种矛盾现象还变得越来越明显。要寻找答案，还要从他早年的经历说起。鲍斯威尔指出，约翰逊能取得这样的伟大成就，是因为他不断地追求完美，而且一想到自己有满腹才华，却没有充分地利用起来，他就很愧疚："'多给谁，就向谁多取'，这一庄严箴言似乎始终镌刻在他的脑海里。无论怎么努力，做了什么好事，想到这句话，他就对自己感到不满。"这句话来自《圣经》，描述的是宗教里的愧疚感，也把约翰逊折磨得很厉害。他害怕死亡，害怕最终的审判。这句箴言让他觉得自己太过懒散，所以不停地鞭笞自己。他在各类作品当中，一直贯彻的主题就是自己的懒散。在小约翰逊还只有三岁时，母亲萨拉就给他灌输了上帝的思想。从此，小小天才的脑子里就深深地记住了：我不能堕入地狱。因为天资聪颖，所以他在读过《旧约》（*Old Testament*）中愤怒上帝的启示以后，能更好地吸收内化。除此之外，每周日，萨拉还要让他读《人当尽的本分》（*The Whole Duty of Man*）。这本宗教著作警示虔诚的基督徒，造物主时时刻刻都非常警醒。如果服侍造物主的时候，没有出色地完成卑贱的劳动，就会遭到重罚，在地狱里承受无尽的煎熬。读到这里，就算不是弗洛伊德（Freud），我们也能看出约翰逊未来会面临多少麻烦。在余生当中，他始终背负着基督徒沉重的愧疚感，这几乎要把他压垮。

后来，约翰逊变成了一个叛逆的少年，到了大学期间也还是老样子。他对鲍斯威尔与女诗人安娜·苏厄德（"利奇菲尔德的天鹅"）说："我压根儿不关心宗教，都有好些年了。我根本就没想过这回事。我小时候信过教，现在因为生病，宗教又回到了我的生活中。但愿我不会再放弃。"鲍斯威尔风趣地评论道："'哎哟，先生，你要是不信基督，那你当时得多张扬啊！天哪，你肯定不停喝酒，不停骂人，还有……'约翰逊（微笑着）答道：'确实，我喝了不少，也骂得痛快。'"约翰逊重新皈依宗教是在1729年。他当时读了一本书，叫《敬虔与圣洁生活的严肃呼召》（*A Serious Call to a Devout and Holy Life*），作者是劳·威廉（William Law）。本来像约翰逊这样骄傲的年轻人，头脑理智又强大，应该没什么能够将他打败，但因为儿时读过的书在他心中深深地扎下了根，理性的分析很难将其撼动。所以，当读到书中对支持基督教的有力论述之后，他感到"甘拜下风"，并受到了极大的激励。在这种情况下，光是纠正错误的思想已经不够了，因为悲伤和恐惧已将约翰逊紧紧地扼住。

在约翰逊漫长的一生中，抑郁症不时光顾，病情时而重，时而轻，发病原因也各不相同。罗伊·波特认为，这一切邪恶的根源就是宗教愧疚感。但除此之外，还有大量不同因素使忧郁症这只"黑狗"日渐骄纵，这是鲍斯威尔和约翰逊给忧郁症起的绰号。（据我们所知）约翰逊第一次抑郁症发作是在牛津。他当时既没钱，又没有社会地位，觉得特别羞耻。他想掩盖起来，结果却使情况雪上加霜：

　　亚当斯博士告诉我，约翰逊在彭布罗克学院求学期间，"周围的人都对他亲切友爱，没有一个人不喜欢他，他是乐呵呵的小伙子，并爱闹着玩，在那里度过了他一生中最愉快的时刻"。这再明白不过地表明光凭外表看人容易造成错觉。我们中间的任何人对一个人的内心世界都所知甚少，即使对我们常常见面的那些人也很不了解，因为实际情况是，那时在贫困的驱使和疾病的痛苦的影响下，他被弄得精神沮丧。当我将亚当斯博士这番话讲给约翰逊听时，他则说："嗳，老弟，我是既疯且狂，我是有苦难言，他们却误认为我闹着玩。那时穷得要命，我想凭我的文学创作和才智闯出一条路来，因此什么权势和什么权威我都不屑一顾。"①

　　从这段话中，我们就能看出，约翰逊当时的心理状态是多么糟糕。除了反抗大学领导，"1729年他在利奇菲尔德时，大学放假期间"，可怕的"病态的忧郁症"还忽然发作。约翰逊"自疑多病，惶恐不安，他一直不断地生气、烦恼和急躁，兼之灰心丧气、情绪低落和悲观失望，凡此种种，使生活苦不堪言。就是这种缠绕终身的毛病，后来他从没有彻底治愈过，他所做的种种事情，他所享受的一切乐趣，只不过使他暂时忘却这种病罢了"②。约翰逊还"告诉帕拉迪斯先生，有时候他精神十分倦怠，做事效率很低，连市区大钟上的时刻都看不清楚"③。在这一时期，还有因为负担不起学费而从牛津彭布罗克学院辍学之后的一段时期里，有迹象表明约翰逊曾经想要轻生。又过了很久之后，约翰逊对思雷尔太太说，应当"用尽一切方法，让小孩爱上看书。世事难料啊。或许有一天，因为读过的书，他们就不会去自杀"。

---

① 詹姆斯·鲍斯威尔：《约翰逊博士传》，王增澄、史美骅译，上海三联书店2006年版，第15页。

② 同上，第12页。

③ 同上，第12页。

这段话还揭示出，面对约翰逊的疾病，他人可能会有什么反应。出于绝望，约翰逊曾经去找过他善良的教父斯温芬医生，还用拉丁文写了病情陈述交给斯温芬。这样的坦诚，令斯温芬深受触动，于是他又将这份陈述拿给几个朋友传阅。结果这件事让约翰逊又尴尬，又生气，因为斯温芬"作为患者的长辈和朋友，却把患者的病情陈述拿给别人看。这世上的人，思想都是很肤浅的。他们如果知道有人得这种病，都会鄙视这个人，觉得他简直丢人"。现在也是一样。现代人要是知道有人可能得了忧郁症，或其他"智力障碍"，往往会对这个人抱有偏见，还嘲笑他。难怪约翰逊再也没能完全原谅斯温芬，与他和好。临终前，约翰逊还烧掉了大量信件与日记，里面很可能就包括《我的忧郁症病史》，这很大概率也是出于同样的原因。

为抗击忧郁症，约翰逊尝试了各种方法，既有身体锻炼，也有心理治疗。1729年，为了对抗一些特别压抑的执念，约翰逊在绝望中迈出了第一步。鲍斯威尔写道，他"用尽强制性地多动的方法，努力去战胜病魔"；他"常常步行到伯明翰去，然后往回走，还试过其他许多应急办法，可是统统是枉然。他对我提起他的病时这样说：'我当时不知道怎样去对付这种病。'"①利奇菲尔德距离伯明翰足足有32英里②，可见情绪严重崩溃的约翰逊，为了与病魔作斗争，付出了多么巨大的努力。他在牛津的时候，做事张扬浮夸，到处显摆自己有多么机智，结果却连学位都没有拿到就辍学了，这让他陷入了深深的焦虑，丧失了对自己身份的认同；而回到利奇菲尔德，前途又是一片渺茫。他只能困在这样一个文化落后的地方原

① 詹姆斯·鲍斯威尔：《约翰逊博士传》，王增澄、史美骅译，上海三联书店2006年版，第12页。

② 约51.5公里。——译者注。

地踏步。就约翰逊尝试的体育运动来说，我们现在知道，它能够释放内啡肽，让人觉得高兴。不过在18世纪，人们是以另一种眼光来看待运动的：

> 一个人要是习惯久坐不动，最多也就达到放松状态而已。这种状态不是痛苦，也不是高兴，是介于两者之间。而如果保持精气活跃、精力充沛、勇于进取、不知疲倦，就能够支撑他的神经、强化他的纤维，使肢体运动起来也非常柔韧。同时经常外出运动，体格也会更加强健，不怕冷，也不怕热。

虽然那时候，人们有一套不同的逻辑，用了"神经""精气""纤维"这样的词，但当时的医学也反映出了现代医学理念——坚信按照养生之道，长期进行体育锻炼，就能有效预防包括忧郁症在内的各类疾病，甚至将其治愈。

在牛津读书期间以及此后的数年，约翰逊的抑郁症逐渐形成了。有大约两年时间，他病得很重，之后又至少有三年被后遗症折磨。20岁时，他写了一首诗，题目叫《年轻作家》（*The Young Author*），探讨这一群体的命运。作为群体中的一员，他没有学位，就被赶出校园，进入了社会，而且也没什么前途，处境非常悲惨。不过，这种结局他已经预料到了，也都写进了诗里。此外，在文学作品里，他的想法总是很悲观。他认为只要想到上帝的审判，再想一想可能获得永恒的救赎，或遭受无尽的诅咒，就应该相信"人类愿望之虚幻"，而且认为人类的成就也是徒劳一场。就这样，约翰逊既背负着宗教愧疚感，又贫困潦倒，再加上对自己的身份感到焦虑，各种社会与心理因素全部交织在了一起，抑郁症因此经常发作。

离开了牛津，约翰逊开始转而担任助理教员，还办了一所学校，同时尝试以写作谋生。1735年，他与伊丽莎白·波特结婚，还亲切地称呼爱妻为"特蒂"。特蒂是个寡妇，比约翰逊年长20岁，自然也相对富裕一些。但不幸的是，尽管特蒂为约翰逊带来了快乐，带来了财富，这些却在日后进一步引发了他的抑郁症。才与特蒂结婚两年，也就是1737年，约翰逊就离开了故乡利奇菲尔德，离开了特蒂，与加里克（Garrick）①启程前往伦敦。在这桩婚姻余下的日子里，约翰逊还是不停地这样离开，甚至在夫妇两人都在伦敦定居时，他还是照旧。约翰逊一心追求自己的文学事业，不断推动事业发展，却长期忽视特蒂，直到她在1752年去世。显然，约翰逊又一次受到了刺激。他心里十分悲痛，愧疚到不能承受，忧郁症就这样复发了，是长期以来最为严重的一次。

鲍斯威尔说，约翰逊在给自己编写的《英语词典》（*Dictionary*）写序的时候，"情绪沮丧"，这让人出乎意料。不过，我们必须考虑到"肉体受折磨导致的意气消沉，是他体质上易患的一种毛病，由于两年前他妻子的亡故而加剧。我曾听到一位有地位且风雅的女子巧妙地谈到这种沮丧情绪："他的忧郁症那时正是发作最厉害的时候。""②1754年12月，约翰逊曾写信给沃顿（Warton）③，信中表明了特蒂的死所造成的影响："在我看来，从那个时候开始，我似乎已经脱离了全人类，就像是广阔天地间一个孤独的流浪者，没有方向，目光飘忽。我阴郁地凝视这尘世，而

---

① 大卫·加里克（1717—1779年），英国演员，剧作家，戏剧导演，约翰逊的学生与好友。——译者注。

② 詹姆斯·鲍斯威尔：《约翰逊博士传》，王增澄、史美骅译，上海三联书店2006年版，第66页。

③ 托马斯·沃顿（1728—1790年），英国评论家、诗人，约翰逊的朋友。——译者注。

它与我毫无关联。"

特蒂的死还造成了其他后果。虽然凯瑟琳·鲍尔德斯顿发现，约翰逊患上忧郁症，根源在于他"性欲失调"，而且他还有点受虐狂，但如果读一读约翰逊的文字，就会看出这种弗洛伊德式的解读好像并不准确。我们能够确定的是，特蒂死后，约翰逊为自己的性欲感到愧疚和痛苦。在虔诚的基督徒中，这个问题其实非常普遍，不分男女。约翰逊请求上帝"净化我的思想，免受污染"。同时还有一个地方很明确地写道，1753年复活节期间在教堂时，他发现自己不止"一次因为想到别的女人而分心"。约翰逊的余生都在悼念亡妻——他对她感到愧疚。同时，他也依然对自己的懒散、性欲和宗教信仰感到愧疚。所有的愧疚都交织在了一起。

同样在1737年，约翰逊得知了弟弟纳撒尼尔的死讯，而且可能是自杀。纳撒尼尔或许也是抑郁症患者，同时还有酗酒问题。他的死也可能影响到了约翰逊对自杀的看法。他认为自杀的人不是疯子，也没有"完全不正常"，而是深深执迷于"一种感情"，直至"向它屈服，走上自尽的道路"[1]。不过自此之后，约翰逊的创作之路缓慢地有了起色。他成为了《绅士杂志》（*Gentleman's Magazine*）的作者，于1738年发表长诗《伦敦》（*London*），1746年开始编写《英语词典》，又于1749年发表诗作《人类愿望之虚幻》（*The Vanity of Human Wishes*）。在这段时间里，尽管特蒂曾提供资金支持，约翰逊还是陷入一个又一个财务危机。面对抑郁症的持续发作，约翰逊也没有考虑到自己还有特蒂的支持，并借此来缓解自己的情绪。

即使1755年《英语词典》问世，也没有为约翰逊带来内心的安

---

[1] 詹姆斯·鲍斯威尔：《约翰逊博士传》，王增澄、史美骅译，上海三联书店2006年版，第148页。

宁。事实上，情况恰恰相反：鸿篇巨著才刚刚完成，约翰逊就写下了《认识自己》（*Know Yourself*）这样一首诗。他已经开始苦恼，到底该做些什么，才能让自己没空胡思乱想：

> 我的任务全部完成，所有工作业已结束，
> 命运为我，又铺设了怎样的前路？
> 那最可怕的病魔，会令我无精打采，
> 那好逸恶劳的苦刑台，直教人慵懒倦怠。
> 忧虑日渐堆积，我的头脑阵阵作痛，
> 邪恶的忧郁症向这其中，倾洒了病态之种。

约翰逊流连于伦敦的酒馆和俱乐部，到处玩乐，却发现这没有让自己得到解脱。于是，他转而寻求新的活动："我制订了宏伟计划，慵懒却接踵而至，使我的体力全面下滑（第17—18行）。"这读起来像是约翰逊生下了《英语词典》这个"孩子"以后，就患上了产后抑郁。他"精疲力竭"（第15行），没有能够再度投身于另一项事业，驱散自己的怠惰和愧疚。

愧疚总是会导致抑郁，约翰逊自己也意识到了这一点。他在期刊上会发表一些短文和小说，一般都具有半自传性质。在这些作品中，他深入探究了抑郁症患者是怎样思考的："生命一天一天凋萎，是因为我们活在焦虑的阴影之下。而生命不断消耗，是因为我们总是前一天努力下定决心，第二天就忘得一干二净；我们制订目标，却基本没打算坚守；我们屈服于自己的胆怯，却也承认借口都特别荒谬。"

在寓言《拉塞拉斯》（*Rasselas*，1759年）中，约翰逊塑造了

伊姆拉克这样一个角色，详细阐述了愧疚感是如何作用的。显然，伊姆拉克的叙述完全符合作者本人的情况：

> 伊姆拉克回答道，幻想症这种病，如果因为害怕愧疚这种情感，而使病情更为复杂，那就难治了。到了那时候，幻觉和良知就会轮番上阵，二者还经常转换位置，让人无法区分到底是看到了幻觉，还是受到了良心的驱使。如果在幻觉中，我们看到了不道德的画面，或者违背宗教原则的景象，而且因此感到痛苦的话，大脑就会把幻觉驱散；但如果忧郁的想法披上了责任的外衣，它就能顺利地掌控我们的头脑，因为我们不敢去阻止，或者打消这样的念头。所以，迷信之人常常忧郁，而忧郁症患者基本上都是迷信的。

"责任"导致愧疚，而愧疚又引发忧郁——比起自己幻想出来的邪恶画面，这种关系链条可要阴险得多，也更加难以忽略。由于母亲的推动，约翰逊陷入了宗教迷信，这为他留下了后遗症，"害怕愧疚这种情感"："我想我不至于完全以对自己不满的态度度过此生吧。"①

在一定程度上，约翰逊有愧疚情结，是因为他坚信自己实在是太懒散了，根本没有达到上帝的要求，把自己的才华充分发挥出来。除了鲍斯威尔，约翰·霍金斯爵士（Sir John Hawkins）②也著有《约翰逊传》（*Life of Samuel Johnson, LL.D*），只是知名度较低。他在书中指出，这位伟人有拖延症倾向："约翰逊这一辈子每天都下决心八点起床，其实也不算太早了，但他没有哪天能按时起床。即便是有

---

① 詹姆斯·鲍斯威尔：《约翰逊博士传》，王增澄、史美骅译，上海三联书店2006年版，第272页。

② 约翰·霍金斯爵士（1532—1595年），英国16世纪著名的航海家、海盗、奴隶贩子，约翰逊博士的好友。——译者注。

闲人来串门，甚至有些人还一无是处，他也从来不会拒之门外。"
（1781年）在抑郁症复发期间，他会不断与懒散作斗争（很难相信约翰逊这么高产，却竟然认为自己是个懒人）。他总是习惯立下决心，然后又责怪自己没有好好践行，这就形成了一个愧疚的循环，他怎么也不能逃脱。根据鲍斯威尔的记录，约翰逊在55岁生日的时候，曾说了这样一番话，体现出这条令人左右为难的"第22条军规"："55年了，我一直都在下决心；我几乎从刚刚记事的时候就一直在制订计划，想过上更好的生活。可我什么都没做成。所以我必须得赶紧行动了，因为时间不多了。噢，上帝，看在基督的分儿上，请让我明确方向，立下目标，并一一实现吧。阿门。"

在1760年左右到1767年这段时间里，尽管有时很开心，效率很高，但约翰逊依然陷入了抑郁危机，这一次主要还是因为源自宗教的焦虑。不过后来，他非常有幸与赫斯特·思雷尔和亨利·思雷尔夫妇结识——有这样的好朋友陪在身边，分散注意力，非常有益于约翰逊的健康，同时也符合他避免独处的原则。事实证明，这完全是天赐益友。约翰逊不曾拥有过和谐的家庭生活氛围，但这下他有机会了：

> 对约翰逊来说，这种（与思雷尔一家的）关系是最幸运不过的了。他在思雷尔先生家中享受到生活中的一应舒适物事，甚至锦衣美食，让他的忧郁症有所减轻。他的散漫不羁的习惯也有所改变，这是与一个令人愉快、安排得有条不紊的家庭相联系使然。他很受尊敬，甚至备受关怀。思雷尔太太书卷气十足的谈话轻松愉快，使他愉悦和精力充沛，即使当他们单独在一起时。不过情况并不是常常这样，因为他发现这里经常有一连串最愉快的事，即与有学问的人、有睿智的人和在各方面杰出的人交往。他们周围常常高朋满

座，唤起约翰逊令人惊异的精力，并以各种赞赏的话语让他感到高兴，对这点不会有人感觉不到的。[①]

后来，赫斯特·思雷尔夫人写了一本日记，叫《斯雷里亚娜》（*Thraliana*）。她在其中记录了与约翰逊共度的时光。她在精神上为约翰逊提供支持。传记作家甚至还探讨过，这两个人之间有一些怪异行为，有点接近性关系：在思雷尔夫人房间里，她会用挂锁将他锁在一个地方，还给他戴上手铐。不过，实际情况好像是约翰逊害怕自己精神错乱，需要有人保护他；而思雷尔夫人考虑到约翰逊的内心毫无拘束，在迫不得已的情况下，只好借助一些外在的工具，让约翰逊以为自己被关了起来。后来，思雷尔夫人从容地卸下了这份职责，转而推荐鲍斯威尔作为约翰逊"最好的医生"，还对约翰逊说"如果女老师打你打得少，也不要和她吵"。

思想的控驭

到了约翰逊60岁出头，在思雷尔一家的影响下，他的抑郁症已经有所稳定。虽然还是在和宗教愧疚感作斗争，但他也越来越多地说起自己是怎么管控病情的。他开始和鲍斯威尔分享抗抑郁的心得，还直言不讳，责备鲍斯威尔不听他的建议，不去读一些提升自我的书："我得说，你把自己照顾成这个样子，我很生气。"他自己知道永远也战胜不了抑郁症，所以不会说要把它"治愈"。文艺复兴时期的抑郁症名人罗伯特·伯顿（Robert Burton）曾有一句名言，约翰逊改编过，而且这段改编也非常著名。他对鲍斯威尔说：

---

① 詹姆斯·鲍斯威尔：《约翰逊博士传》，王增澄、史美骅译，上海三联书店2006年版，第115页。

"对于像你这样精神错乱的人，伯顿留下了重要的指南：不要独处，不要怠惰。而我会这样改：如果你闲散怠惰，就不要独处；如果你独自一人，就不要怠惰。"

为了打消沮丧抑郁的念头，约翰逊会走很多路，会去找别人聊天，会开展各种活动转移注意力，让自己不再去想那些会压制自己的思想，以及会吓到自己的事情，分散注意力至关重要："对于你内心升腾的黑烟，我开不出任何药方。要把它驱散，你只能踏实做点事，或者去感受纯真的快乐，还可以去读点轻松或者严肃的书籍。换换地方也会有帮助。希望在奥金莱克的这段时间，你能开心起来。"约翰逊和鲍斯威尔去苏格兰高地游历过很多次，这就能够很好地分散他们的注意力。约翰逊还学会了更加有效地运用心理技巧。通过引导思维，再借助身体，有很多转移注意力的方法："谈到先天性忧郁症，约翰逊说：'得这种病的人，一定要转移那些使人苦恼的思想，万不可与之作斗争。'我问：'他不可以想得内心平静下来么？'约翰逊回答：'不行。试图想得内心平静下来，那简直是发疯。夜间卧室的灯要长期不熄，心烦得辗转反侧睡不着，索性拿一本书看，让自己慢慢静下心来入睡。善于控驭自己的思想情绪很不简单，要做到这一步，在相当大程度上可能要靠经验和经常练习。'我又问：'可不可以找一些喜欢的事情做做？比如去修一门化学课程行不行？'约翰逊答道：'无论是学化学，还是学走钢丝，还是学别的什么，只要一时想学就行。总之要千方百计尽量多找精神寄托，尽量多找可以使自己分心的东西。'"①

① 詹姆斯·鲍斯威尔：《约翰逊博士传》，王增澄、史美骅译，上海三联书店2006年版，第188页。

约翰逊自己在抗击消极想法的时候就会研究算术。

在应对忧郁症的过程中，他常常会说到心灵的"逃离"，而且还有很多种逃离方向。鲍斯威尔在1763年7月，就写下了这样一段话：

> 这是他第一次告诉我，他因为忧郁症特别痛苦。所以他必须得走出书房，不再沉思，而要融入大千生活，消耗时间与精力。为抗击忧郁症，他建议不能让头脑闲下来，要多锻炼，还要节制饮食，尤其是不能在晚上喝酒。他说，忧郁症患者很容易为了解脱自己，就尽情地放纵，但这样反而会使他们陷入更深的痛苦。他注意到，努力工作、生活节俭的劳工几乎很少有心情低落的问题，甚至从来都不会有。

之前的一些年，约翰逊酗酒很厉害，名声很差。他大大方方地承认，他一想到自己活在这世上，就觉得很痛苦，所以就用喝酒来逃避这种痛苦。在上面这段话里，他按照当时的方式，为治愈忧郁症提供了更加全面的方法。除了心理层面上要分散注意力，他觉得还需要关注六大"非自然要素"的管理。这些都是人能够控制改变的事情，比如饮食、运动量、作息时间等。另外，有传言说劳动人民中得忧郁症的比较少，他也在这段里提到了。不过事实上，体力劳动者也是有可能感到抑郁的。只不过上层阶级是因为久坐不动，或者要研究学术，而劳动者可能是因为其他原因，比如没有钱。但就像文艺复兴时期伟大的抑郁症学者伯顿一样，我们必须得小心，要是学得太多，读得太多，可能就会造成严重后果："要学习，就得独处；而对于有的人来说，他们太习惯于沉迷在自己的内心世界里，那独处就很危险了。"

很显然，约翰逊抑郁症发作，主要是因为宗教愧疚感。最开始，他后悔自己在年轻的时候抨击宗教；后来，随着年纪的增长，他又给自己设定了一些根本做不到的行为标准。但宗教这个病因，反而又变成了一种手段，能帮他缓解抑郁症的影响。这个高产作家写过一系列散文，还起了一个特别讽刺的题目，叫《懒散者》（*Idler*）。在其中一篇文章里，他摒弃了伊壁鸠鲁①与斯多葛②这两大异教哲学学派，反而指出，只有基督教才能长久地疗愈失落和悲伤：

> 要想在失去朋友之后得到真正的安慰，在自己崩溃的时候回归理智，得到内心的平静，就只能依靠掌握生死的主，依靠他许下的承诺……哲学可能会让人固执，而宗教却会给人耐心。

然而，我们一定要记得，约翰逊惧怕死亡，年龄越大就越怕。他还坚信，只要是个理智的人，就都会害怕最终的审判。鲍斯威尔从1777年开始发作过一回宗教忧郁症，他记录了下来："从约翰逊写的《祈祷与沉思》（*Prayers and Meditations*）来看，他心里'不安又迷惑'，天生又是阴郁的性子，这已经够让他受的了。结果，他审视自己，还用了宗教这样一个工具，又黑暗，又负面，让他一想到自己从宗教角度来看都没什么作为，就感到极度自卑，还焦虑得很。"鲍斯威尔接下来引用了约翰逊当时的一段内心自白："我回顾自己这一辈子，发现什么都没做，光是白白浪费了时间。身体不怎么样，脑子里也是乱七八糟的，快要发疯了。我有那么多罪，有那么缺点，希

---

① 伊壁鸠鲁（公元前341—公元前270年），古希腊无神论哲学家。伊壁鸠鲁派是古希腊四大哲学学派之一，宣扬人死魂灭，这是人类思想史上的一大进步，同时提倡寻求快乐和幸福。——译者注。

② 斯多葛学派，由公元前3世纪塞浦路斯的芝诺创立。在雅典时，芝诺"在门廊"（希腊语发音为"斯多葛"）讲学。该学派是古希腊的四大哲学学派之一，也是古希腊流行时间最长的哲学学派之一。——译者注。

望能劳烦造物主，减轻我的罪责，原谅我的缺点。"

通过约翰逊在复活节的祷告，我们就可以看到，他觉得自己正在与抑郁的想法作战：

> 无所不能的、最慈悲的父，你能看到我们所有的悲苦，知道我们一切的需要，请看看我吧，怜悯我吧。保佑我，不要让那些邪恶的想法猛烈地侵入我的头脑……怜悯我吧，噢上帝，怜悯我吧。随着年纪增长，我身体也虚弱了，这都压迫着我；我又害怕，又焦虑，这让我非常困扰。

正是在约翰逊的祷文中，在他的文学作品里，我们才读到他最为情真意切的文字。他真挚地描写了自己的病症，描写了自己为康复所做的努力。在现代世俗社会，我们通常不会用宗教治病。而约翰逊在为自己治疗的过程中，也即将踏上一条漫漫长路，理性原则将逐渐胜过宗教信仰。但是，他的故事表明，基督教仍然能够对人们产生强大的心理影响——即使是伟大的"词典之父"、启蒙运动的集大成者也不例外。

有时候，祷告式的治疗的确能阻止发病。约翰逊有个怪癖，喜欢自言自语。鲍斯威尔曾经提到："实际上，自言自语是我认识他以来他的怪癖之一。我确信他经常发出突然的虔诚的叫喊声，因为我曾经无意中清晰地听到主祷文的片段。"[1]英文里最著名的祷文就是主祷文。很明显，约翰逊已经开始靠祈祷来安慰自己了。或许，念念熟悉的祷文，体会它所传达的情感，都能抚慰他的心灵。1777

---

[1] 詹姆斯·鲍斯威尔：《约翰逊博士传》，王增澄、史美骅译，上海三联书店2006年版，第111页。

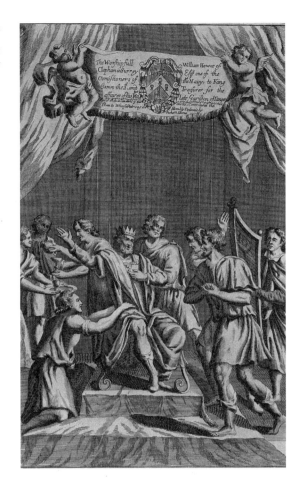

图2 大卫为忧郁的扫罗演奏竖琴，安抚他的心灵。这是著名的《圣经》场景，反复出现在和忧郁症相关的文学作品里。（伦敦，韦尔科姆图书馆）

年复活节"在教堂"时，约翰逊就明明白白地说出了祈祷的功效："我心里很沮丧，这已经有一阵子了。但最后，我觉得，是平安之神赐予了我宁静。我好长时间没有这么平和了。"（见图2）

不幸的是，约翰逊一辈子都得和宗教愧疚感作斗争，而且他还处于劣势。在约翰逊晚年的时候，约翰·霍金斯爵士尝试安慰他，并写道："这些（让他不要那么害怕死亡的）建议对他一点用都没有：他一个劲儿地叹气，觉得自己一辈子都特别懒，还给我讲了一些逾矩的事，外人都不知道。我都不想听了，可他好像还想跟我说他有多惧怕死亡。"那时，约翰逊疾病缠身，这自然对他的心理状态没什么好处。按他自己的话说，"极度的虚弱"折磨着他，"他好像还在幻觉中看到幽灵出没"（1784年）。他和布罗克斯比医生聊天的时候，还引用过《麦克白》（*Macbeth*）选段，这个小故事也广为人知：

> 你难道不能诊治那种病态的心理，
> 从记忆中拔去一桩根深蒂固的忧郁，
> 拭掉那写在脑筋上的烦恼，
> 用一种使人忘却一切的甘美的药剂，
> 把那堆满在胸间、重压在心头的积毒
> 扫除干净吗？①

布罗克斯比医生的回答又坦诚，又风趣："——那还是要仗病人自己设法的。"②到了晚年，与身体上的疾病相比，约翰逊还是更担心自己的心理负担。

约翰逊拥护理性，拥抱现代，却因为旧时代的迷信思想，陷入了抑郁症的束缚，困于历史洪流之中，见证了宗教世俗化的漫长转变。同时，在他所处的时代，随着现代科学从无到有，医学领域也在发生转变。在这本书里，我们就来看看这种转变的一个体现，也就是忧郁症变成抑郁症的过程。

---

① 威廉·莎士比亚：《麦克白》，朱生豪译，译林出版社2018年版。
② 同上。

第一章

『不幸的人』

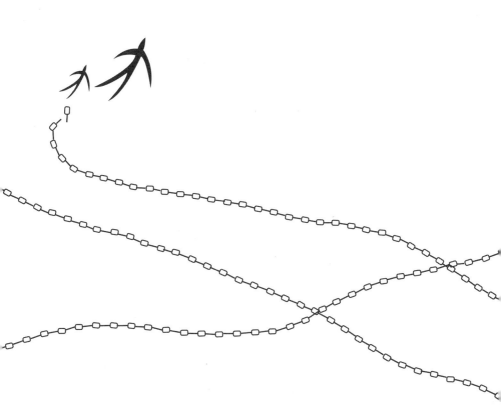

女神们站在埃宋之子身旁并

轻轻地用手把他头上的长袍揭开。

为了表示对女神们的敬畏，伊阿宋让

双眼低垂并看向另一边。女神们

坦率地用温和的话对这个不知所措的人说：

"不幸的人啊，困境怎么让你们受到了这么严重的打击？"

阿波罗尼俄斯，《阿尔戈英雄纪》①

　　上述这段话选自《阿尔戈英雄纪》（*Argonautica*）。这是一部新史诗著作，作者是罗德岛的阿波罗尼俄斯（Apollonius）②，它讲述了阿尔戈号的旅程，其中提到的伊阿宋正是一位阿尔戈英雄。伊阿宋的船在利比亚海岸搁浅了，女神们都过来帮忙，可他却不知所措。也许，这就是我们现在所说的抑郁症。不过显然，伊阿宋不是无缘无故就抑郁了——毕竟他在回家的路上遭遇了船难。可再怎么说，伊阿宋也是荷马史诗级的英雄，这样的反应好像是有点过激了。那么，这样一个阿波罗尼俄斯虚构出来的人物，他的经历能等同于现代的抑郁症吗？有的人认为可以，有的人却觉得，这两种文化之间差距太大了，根本无法缩小：抑郁症到底是生来就写入了我们的基因，还是完全受文化的影响而形成的呢？这两种观点之间的冲突，我们还会在这本书里反复地读到。

① 阿波罗尼俄斯：《阿尔戈英雄纪》，罗道然译，华夏出版社2011年版，第194—195页。
② 罗德岛的阿波罗尼俄斯（公元前3世纪早期—公元前3世纪后期），是亚历山大图书馆的图书管理员。他因其史诗《阿尔戈英雄纪》而闻名，内里记述了伊阿宋和阿尔戈英雄求取金羊毛的神话故事，是史诗史上的重要一笔。——译者注。

柏勒洛丰是第一位忧郁的希腊英雄。在荷马（Homer）史诗《伊利亚特》（*Illiad*）中，这位英雄因为触犯了众神，"就独自在阿勒伊昂原野上漂泊，吞食自己的心灵，躲避人间的道路"①。之前在序言里我们就已经读到，特蒂死了以后，约翰逊博士有意化用了这几句诗来描述自己的心态。有人认为，在古希腊罗马时期，抑郁症就已经存在了，俄瑞斯忒斯就是证据。这是悲剧三部曲《俄瑞斯忒亚》（*Oresteia*）中的一个角色，出自埃斯库罗斯（Aeschylus）②的笔下。俄瑞斯忒斯的父亲是阿伽门农，被他的母亲克吕泰涅斯特拉谋杀。他为报杀父之仇而杀死了亲生母亲。卢浮宫有一件藏品就描绘了俄瑞斯忒斯的形象。这是一个阿普利亚红彩人物陶瓶，可以追溯至公元前4世纪。画面中，俄瑞斯忒斯正在接受一种宗教净化仪式，洗刷他犯下的罪行（图3）。他眼睛盯着地上，姿态萎靡，瘫坐在那里，一点力气也没有，看起来非常抑郁。这种抑郁掩盖了他内心的混乱，而现代人在解读抑郁症时，也确实常常认为患者是在隐藏心理冲突（这倒不是说，那时候的古人就已经知道了弗洛伊德的"潜意识"概念，但弗洛伊德最著名的"情结"概念的确来源于希腊戏剧，是从俄狄浦斯这个人物形象中提炼出来的）。为了正确地理解古代的抑郁症，让我们首先来审视一下在古希腊罗马时期对抑郁症产生极大影响的时代环境。

---

① 荷马：《荷马史诗·伊利亚特》，罗念生、王焕生译，人民文学出版社2003年版，第138页。

② 埃斯库罗斯（公元前525—公元前456年），古希腊悲剧诗人，与索福克勒斯和欧里庇得斯并列为古希腊最伟大的悲剧作家，有"悲剧之父"的美誉。——译者注。

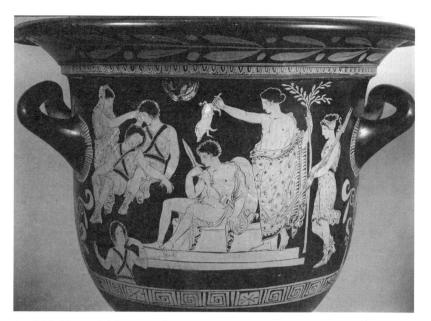

图3 俄瑞斯忒斯：这是古希腊文化里描绘的抑郁的人吗？（公元前4世纪，阿普利亚红彩人物陶瓶，藏于卢浮宫，法国巴黎，卢浮宫/彼得·威利/布里奇曼艺术图书馆）

忧郁症的起因

在古希腊罗马时期，无论是在医学文献里，还是大众读物中，抑郁症都不叫抑郁症，而是叫"忧郁症"。这是一种长期的精神疾病。患者由于体内的忧郁体液（当时被认为是组成人体的四种体液之一）——黑胆汁（melaina chole）分泌过多，觉得悲伤、恐惧，但不知道为什么。希腊有一个希波克拉底学派，起源于公元前5世纪。这个学派的学者认为："忧郁症就是患者长期感到恐惧或抑郁的疾病。"在古典文学里，"忧郁症"可能还掺杂了具有攻击性的疯狂行为。这样一来，这个定义就更复杂了。这个时期的作品里，《论心灵之安宁》（*de tranquillitate animi*）中描述的症状，可能是最接近现代抑郁症的。而作者塞内卡（Seneca）①也指出，这种病没有名字。其实，抑郁症在当时是存在的，只不过并不是文人说的那种感情强烈的"忧郁症"。而且如果按照古典定义来看的话，忧郁症除了恐惧、悲伤这两个核心特征之外，可能还有很多别的症状。这个时期围绕忧郁症产生了种种传说，还有一套医学理念。无论当时的人们是怎么理解的，整个西方文化直到今天，都受到了这些思想的巨大影响。

在医学著作者中，不是人人都信奉体液说，但总的来说，而且从之后的影响来看，它的框架还算是比较符合逻辑的（虽然我们现代人知道，这种学说根本没有什么实际的生理基础）。古希腊罗马时期提出了一整套宇宙论，解释了人体、自然与时间的关系。而体液说就和宇宙论之间建立起了联系，到了文艺复兴时期，甚至还和天体运动有了直接的关系。体液说里包括四种体液，对应四种毕达哥拉斯元素。它们分别是血液（性湿热，对应火）、黄胆汁（性干热，对应气）、黑胆汁（又称忧郁体液，性干冷，对应土）和黏液（性湿冷，对应水），并分别主管春夏秋冬四季。

忧郁症在我们现代人眼里就是一种病，但古人认为这是体液失衡导致的：失衡越严重，忧郁症症状就越厉害。虽然这种病是因为身体出现了问题，还可能会表现出各种各样身体上、心理上的症状（包括黑胆汁过热以后产生气体，使患者出现了幻觉），但古人认为，强烈的情感刺激也会使体液失衡，然后引发忧郁症。在普通人中，古人说"忧郁症"，就跟我们说"抑郁症"一样，可能是个

① 卢修斯·阿奈乌斯·塞内卡（约公元前4—公元65年），古罗马政治家、斯多葛派哲学家、悲剧作家、雄辩家。——译者注。

模模糊糊的概念，有时候会泛指各种不正常的、或者"疯子一样"的行为。古希腊医学非常重视对精神错乱的区分，一共分了三类：脑炎（极度激动）、躁狂症（胡言乱语）、忧郁症。忧郁症是慢性的，不像脑炎发病比较急。而且忧郁症患者不发热，尤其是不会像躁狂症患者那样胡言乱语。在十分严重的情况下，忧郁症可能会演变为躁狂症。而躁狂症还会表现出精神紊乱和谵妄的症状，但它和19世纪后期出现的那种躁狂抑郁症毫无关系。

所以，无缘无故的恐惧和悲伤就构成了忧郁症的基础，有时候还会伴有幻觉。在我们现代人对抑郁症的认知里，根本不存在什么幻觉或者空想之类的想法，但在古希腊时期，要给忧郁症下定义，幻觉还是至关重要的，因为幻觉和体液说里的黑胆汁有关，而"忧郁"这个词又来源于黑胆汁①。从词源上说，黑胆汁是来自希腊语的"μέλαωα χολή"，或者"malaina chole"。它译为拉丁文是"atrabilis"，译成英文就是"black bile"。看起来，好像正是幻觉这个核心特质，使忧郁症成为举世闻名的天才病，还连带着相关疾病一起，成了时尚潮流，多少个世纪过去了，都没有过时。

这么看来，这些幻觉也是基于身体状况的。希波克拉底学派虽然承认神会影响世人的生活，但还是弱化了宗教在引发精神疾病方面的重要作用。而文学作品就不一样，还是倾向于强调人类之所以会烦恼，会忧愁，是有神的作用在里面的。到了2世纪后期，罗马皇帝的宫廷医生盖伦（Galen，约131—201年）充分发挥自己的才智，认真思考了希腊希波克拉底（Hippocrates，约公元前460—

---

① melancholy，melan-即黑色，-choly即胆汁。——译者注。

前370年）对忧郁症病因还有主要症状的看法："希波克拉底把所有（忧郁症患者的）症状都分成了两类，一类是恐惧，一类是失望。这好像是对的。患者因为失望丧气，看见谁就憎恨谁，整天闷闷不乐，看起来还很惊恐，就好像是个小孩，或者没文化的大人，陷入了深深的黑暗里。面对来自外部的黑暗，除了有少数人天生勇敢，或者接受过特殊训练，几乎人人都会感到害怕。因此，如果黑胆汁黑暗的阴影遮住了（头脑中）负责思考的区域，人们就会感到害怕。"此后的几百年间，这幅画面（对古人而言不光是虚构的故事，而是现实）不断出现在各种和忧郁症、抑郁症相关的描述里，只是根据支撑的医学理论不同，而在概念上有些变化。在各个历史时期，人们都把抑郁症比作心灵上的黑暗。这是因为，这个比喻非常准确地刻画出了患者内心的感受：他们丧失了希望，往往同时还感到迷失，或亲身经历了失去的痛苦。古典时期还提出，抑郁症就像一轮"黑太阳"。这个说法体现了忧郁症字面上的意思，也体现了它象征性的含义，还和人体黑暗的内脏以及黑胆汁联系了起来。据说黑胆汁不光会诱发忧郁症，还会引发各种精神错乱。

对古人而言，这种黑暗的形成，是有一个生理过程的：不同的体液会让人形成不同的性格，并对应一种体液类型。就黑胆汁或忧郁体液来说，如果忧郁体液占优势地位，就会形成"天生的忧郁质"；如果因为情绪过激、饮食较差或发热，加热了过多的忧郁体液，致使其燃烧，就会形成"后天的忧郁质"。

要产生体液，关键在于消化系统：胃里有热能，把食物转化成乳糜，乳糜进入肝脏，肝脏会产生一种神秘、非常精细但又实实在在的物质——"生命精气"，并把它输送到心脏和大脑。于是，生命精气就成了身体和头脑之间的桥梁，连通了情感和理智。接下来大脑会进一步提炼生命精气，生成"动物精气"。动物精气在全身流动，状态正常的时候，可以确保身体各部位协调一致。如果体液失衡，可能就会影响到人体，进而影响到生命精气和动物精气，不是过热就是过冷，不是太干就是太湿，所以无法在体内按正常的路径流动。这种异常的温度和湿度会使体液失衡。失衡有多严重，人的思维和情感就会受到多严重的影响。一般来说，女性的体质要比男性湿冷。可是，人们觉得女性没有男性那么理智，所以如果她们陷入了爱情，就更难抵挡体温过高，然后因此变得越来越忧郁。

黑胆汁要是温度过高，就会在燃烧之后留下灰烬，叫"黑胆汁焦灰"（melancholy adust）或者"黑胆汁忧郁体液"（atrabilious melancholy）。在人体内，四种体液以怎样的比例混合，可能性是无穷无尽的，所以每个人的体质或气质也不尽相同。不过，每种体液在处于主导地位时，都会形成一种对应的人格，分别是：多血质、胆汁质、黏液质和忧郁质。一般而言，忧郁质的人性格内向，普遍比较聪明，还可能有些孤僻。但哪怕差别特别微小，一千个患者的眼中也有一千种忧郁症，不像我们现在，认为那是一种体内化学物质失衡导致的疾病。20世纪的时候，"忧郁"这个词就不再像以前，描述那么严重的心理状态了。但在古希腊罗马时期，人们考虑到在某个节点，气质上的忧郁倾向也可能会发生质变，演变成重病，于是就开始争论这两者之间的矛盾。也就是说，抑郁到底是击溃患者的重症，还是我们现在说的那种比较缓和的"忧郁"气质。

总的来说，黑胆汁就是个惹事精，比起其他体液来，更容易惹麻烦。盖伦按照自己的理论，根据发病部位，把忧郁（体液）又细分成了三类：如果是在大脑里，那就是局部问题；如果在血液中，就会遍及全身（使皮肤发黑）；如果是在肋骨架下方的季肋部①，那就会引起消化功能紊乱，使黑胆汁分泌过多，继而造成"黑胆汁蒸发，像一缕黑烟一样升腾进入大脑，使人变得忧郁"，并产生气胀的症状。故而，忧郁症还有"气胀性忧郁"和"季肋部忧郁"的绰号，流传了好几百年。黑胆汁会失衡，又导致忧郁，原因有很多，其中就包括不良的生活方式或健康习惯（希腊语为dieta）。此外，喝太多"色深的烈酒"，吃大量"陈年奶酪"，忧思过度，睡眠不足，都会引发症状。重要的是，如果强烈的感情或思绪影响到了体液，也可能会激发忧郁——在文学作品里，最著名的诱因自然就是爱情。说得更准确一点，是爱而不得的那种痛苦。这会让人日渐憔悴。

有一种爱情是比较狂热的，比如美狄亚的那种英勇而炽热的爱情，但还有一种与此相对，是抑郁的爱情忧郁症。这在古典文学中比较罕见。最早"确切"描述这种爱情的是忒奥克里托斯（Theocritus）②。而且这种模式直到古典时期末期，才真正地固定下来，流传后世。例如，在赫利奥多罗斯（Heliodorus）③的著作《埃塞俄比亚传奇》（*Aethiopica*）中，卡里克勒亚爱上了特阿格涅斯，相思成疾，但因为得不到爱人而陷入了深深的忧郁。睿智的阿尔斯西努斯医生给出了答案：

---

① 季肋部（hypochondrium）即肋骨下缘，上腹部。古人认为疑病症（hypochondria）是上腹部的脾脏和其他器官出现功能紊乱的疾病。——译者注。

② 忒奥克里托斯（约公元前310—公元前250年），古希腊著名诗人、学者，西方牧歌（田园诗）创始人。——译者注。

③ 赫利奥多罗斯，罗马统治时期的希腊小说家。——译者注。

难道你看不出，她这是得了心病，而病因显然是爱情吗？就算她没有诉说心里有多痛苦，难道你还看不见她眼眶发黑，看不到她眼神到处飘荡、脸色苍白吗？难道你看不出她现在心不在焉的，心里想到什么就说什么，看不出她无缘无故就失眠，还突然失去了自信吗？卡里克勒斯，要治她的病，你得找到那个男人，那个唯一的、她最爱的男人。

可喜的是，有情人终成眷属，卡里克勒亚的心病也治好了。但不是每个故事都能有这样圆满的结局。早在这部作品之前，阿莱泰乌斯（Aretaeus，约公元150年）[1]、盖伦，还有其他撰写医学文献的人就描述过，爱情对忧郁的男男女女会产生什么影响。从中世纪开始，这些对忧郁爱情充满抑郁色彩的描写，逐渐成为西方文学的主流。

情感（或者说"心灵的激情"）是六大"非自然要素"之一，或者说是一般被认为人能够掌控的事情。其余五大要素分别是饮食、气候、锻炼、睡眠，以及体内物质（主要是粪便与尿液，但还包括其他物质）的排泄与潴留。因为忧郁体液又干又冷，所以遇到与这种特质相对应的气候、时令（秋季）以及年龄段（中老年）时，人也比较容易得忧郁症。要治疗的话，就得纠正体液失衡状况。一种方法是从血液中清除过多的忧郁体液（比如放血、用水蛭吸血），另一种就是吃药，如嚏根草。这实际上是一种毒药，可以马上让人腹泻、呕吐。

对女性来说，如果出现月经滞留，会导致大量体液积聚，从而危害健康。为解决这个问题，可能会采取措施来促进排血。同时，人

---

① 阿莱泰乌斯，2世纪前后罗马帝国统治卡帕多西亚时期的医生、作家，用希腊语著有《医书》（*General Treatise on Diseases*）一书。——译者注。

们还普遍认为，婚姻（与性行为）能够帮助女性治愈有害血液的积聚问题。在看待抑郁症和忧郁症的时候，西方文化历来关注女性生理不好控制这个问题，到今天也是一样。同样得到关注的问题还有要给人们普遍清除黑胆汁，不论是男性还是女性。对此，盖伦医生建议"进行锻炼、按摩，还有各种主动积极的活动"，好让体液流动起来。吃些温热的、水分多的食物，或许也可以抵消忧郁体液的干冷。

忧郁症与天才的联系

大众之所以围绕抑郁症产生了种种迷思，古典时期的医学思想在其中发挥了重要作用。希腊的希波克拉底学派假定抑郁症的病因源于自然存在的人，而不是超自然的神，这为现代看待精神疾病的模式铺平了道路。到了后来，基督教自然地认为，患者感到苦痛，是因为魔鬼和（或）上帝发怒了。这种分歧起初在古典时期就体现出来。医学界认为，人会抑郁，是因为受到黑胆汁的影响。但在大众眼里，在文学作品里，忧郁的人都像疯子一样行为狂躁，情感还总是特别激烈。他们得了这样的病，往往是神让他们病，而不是自己身体出了问题。这在喜剧里显得很讽刺，在史诗和悲剧里则会渲染成英雄色彩。

文学界向来不太关注这种抑郁性的忧郁症，因为它缺少概念性工具，不能在作品中明确地表现抑郁症。要想通过叙事来表现抑郁症的话，古典文学必须更加关注人的内心，深入挖掘心理活动，体会细腻微妙的情感。而在希腊文学里，最初关注的则是个体与社会和表面事物之间的关系。

所以说，无论是思想深度上，还是创作深度上，文学界在发掘忧郁人物的形象方面行动都有些迟缓了。不过后来，这个空白得到了弥补。实现这一点，在很大程度上要归功于亚里士多德，或者说更有可能是他的一名追随者。通过他的大力干预，忧郁症和天才之间建立起了联系。在《论问题》（*Probleamata*，约公元前350年）这部著作里，"伪亚里士多德"表示，能力杰出的人都有忧郁症。在这些人的体内，黑胆汁虽然占据了优势地位，但因为没有过量，所以非但不会让他们生病，反而还有好处。柏拉图（Plato）之前提出，人因为神的激发才精神错乱，现在因为黑胆汁变成了才华的源泉，这个观点也日渐剥离了宗教的色彩。不过，忧郁症和天才有关，这和后来盖伦的观点是相反的。盖伦描述的另一种忧郁症患者，会因为完全屈服于黑胆汁的黑暗，而变得无精打采，呆头呆脑。

亚里士多德在《论问题》第30卷中论述了自己的立场，这段理论广为人知：

> 为什么所有杰出的哲学家、治国者、诗人或艺术家都有忧郁症，有的人甚至还像赫拉克勒斯的英雄故事那样，感染上了黑胆汁引发的疾病呢？赫拉克勒斯这个人，好像性格就疯疯癫癫的，所以古人还根据他的故事，把癫痫病叫作"神圣之病"。无论是他对孩子发狂，还是在俄塔山失踪前疼痛爆发，都能证明他得了癫痫。因为在被黑胆汁折磨的人群中间，这种病非常普遍。

"伪亚里士多德"综合了忧郁症的体液说还有躁狂症论述，认为更极端的忧郁症患者还会有极度激动的症状。于是，他提到了黑胆汁引发的另一种疾病——癫痫（又称赫拉克勒斯病），并借此影射柏拉图的理论。柏拉图塑造的形象狂热、智慧而富有创造力，认为癫痫患者全身都流动着神的激发力量，而"伪亚里士多德"提出癫痫由黑胆汁引起，更加偏向唯物主义。这段话提醒我们，虽然现代理念注重从科学的角度认识身体和疾病，但古人还认为，神力会让人发疯，对人类生活整体也会产生影响。到了之后的时期，人们不再认为异教女先知和预言家有忧郁症，而基督教徒的狂热和"热情"则会被当作某种宗教忧郁症。

在《论问题》第30卷里，"伪亚里士多德"将文学、天才和忧郁症紧密地联系了起来：莱山德、大埃阿斯、柏勒洛丰、恩培多克勒（Empedocles）①、柏拉图、苏格拉底（Socrates）——这些人全部都是伟人，还都有忧郁症。他们起初遭到了众神的惩罚，罚他们发疯，后来又在这个基础上结合了英雄的事迹。柏拉图之前提出，忧郁症是因为神发怒了，或者说神激发患者，使他们狂热。从这里看来，他提出的概念逐渐和忧郁的英雄产生了关联，从而更加接近"伪亚里士多德"的观点：赫拉克勒斯与大埃阿斯这些着了魔的英雄都有忧郁症。而且，大多数诗人也是这样的。因为许多诗人体内是黑胆汁占优势，他们都患有黑胆汁引起的病，或者即便不是这样的体液混合比例，他们又因为天性如此，很明显爱惹上这类麻烦。不管怎样，就像我们之前说的，他们天生就是这样的性格。

诗人常常喜怒无常，心里比较压抑，爱自省，容易忧郁。这是因为在他们的体液里，黑胆汁的比例最大，可能还是过量的。"伪亚里士多德"响亮地提出自己的观点，既杂糅了柏拉图的理论，指出诗人的灵感一部分来源于神，又加入了忧郁体液带来的生理影响，形成

---

① 恩培多克勒（公元前490—公元前430年），古希腊哲学家。——译者注。

了一种诗人的形象：急躁，高产，却还有些抑郁。这可不是我们现在说的躁郁症。不过，这些论述仍然持续影响着西方文化。

在亚里士多德及其学派之后，涌现了大量研究忧郁症的学者。其中包括罗马的凯尔苏斯（Celsus，约30年）、以弗所的索兰纳斯（Soranus of Ephesus，约100年）、以弗所的鲁弗斯（Rufus of Ephesus，约100年）、卡帕多西亚的阿莱泰乌斯，以及盖伦。古典时期普遍认为，忧郁症是由黑胆汁引起的。之前，盖伦是怎么改进体液理论的，我们已经研究过了。其他人对于这个论述，也提出了各自不同的观点。比如，凯尔苏斯就建议要通过放血、锻炼、吃嚏根草催泻来清除过多的黑胆汁。这些都是我们熟悉的治疗方案。但除此之外，他还提倡心理治疗：

> 不（应）让患者看到使他害怕的东西，而是要展现美好的希望；记住患者清醒的时候就喜欢的人，让他们给患者讲故事，陪他玩游戏；要是患者有什么作品，一定要好好表扬，在他面前展示出来；至于他的抑郁，只能温柔地责备，说这病是无缘无故的；另外，还应该时不时地告诉他，就在那些让他心烦的事情里，也可能有些事会让他开心，而不是离开大家，一个人待着。

如今看来，其中一些治疗方法还是很现代的，类似于古代版的"积极思考"和分散注意力的方法。我们还应该注意，凯尔苏斯反复提到，抑郁症是一种过度的悲伤，而且是"无缘无故的"。不过，"温柔地责备"患者能起到多大作用，还是让人有些怀疑。

以弗所的鲁弗斯的著作值得一提。这不仅是因为这些著作影响了盖伦的思想，从而有力地左右了人们对忧郁症的看法，还因为后世的阿拉伯医生也受到了影响。他们的观点转而传播至南欧，又影响了中世纪全欧洲的医学和文化。9世纪初，鲁弗斯的追随者伊沙克·伊本·伊姆兰（Ishaq ibn Imran）撰写了一本书，叫《忧郁症》（*De Melancholia*）。后来，非洲的康斯坦丁诺斯（Constantinus Africanus，死于1087年）又把这本书从阿拉伯语翻成了拉丁文。在中世纪和文艺复兴时期，这本著作广为流传。鲁弗斯和其他思想家的想法是一样的，突出强调黑胆汁很重要，能够使人恐惧、悲伤，还引发很多其他症状，在现代抑郁症的定义里都找不到可以直接对应的定义。他表示，有些忧郁症患者哪怕非常清醒，也可能会看到某个幻象，让他们像着了魔一样。比如，有个患者坚信自己没有头，有的患者觉得自己的皮肤干得像纸一样，还有的人觉得自己是口锅。他还承认，有些忧郁症患者可能有预言的天赋。这个观点恰好纠正了一种错误的印象：有时候，因为希腊医学总是很"理智"，我们会以为现代科学是从这里一脉相承的。从这个时期的文学创作里我们可以看出，引发精神疾病的宗教原因往往是古典文学的重头戏。

前面说亚里士多德认为忧郁症是种学究病，鲁弗斯也巩固了这个观点："想得太多，过度悲伤，引发（了）忧郁症。"不过这和《论问题》第30卷的观点有些不同。因为在这个例子里，引发忧郁症的是精神活动，不是黑胆汁。忧郁症患者一般渴望独处，疑心比较重，毫无疑问，学者也有这样的特点。与"伪亚里士多德"一样，鲁弗斯也区分了天生忧郁的人，以及后天因为不良生活方式逐渐变得忧郁的人。吃太多"红"肉（牛羊肉），喝太多"醇厚深色的酒"，都是不良的生活方式。鲁弗斯指出，忧郁症患者男女都有，年轻人中较少，老年患者偏多。男性总体而言患病率更高，不过女性一旦患病，病情更为严重。无论是男性还是女性，必须要把疾病扼杀在摇篮里。因为忧郁症越是长时间得不到治疗，病情发展得就会越严重。

鲁弗斯，还有这里提到的其他医生，大体上帮助完善了盖伦的体液说和希波克拉底的学说。借助阿拉伯国家医者（拉泽斯医生、阿维森纳医生以及拜占庭医学界）的整合和传播，这些学说流传了好多个世纪。从遥远的古典时期，到后来的文艺复兴时期，忧郁症的医学理论始终保持着高度的一致。

中世纪的老古董：淡漠忧郁症

基督教出现以后，为医学思想带来了深刻的转变，不过盖伦学说的各种形式仍然存在。在4世纪，埃及沙漠僧因为与世隔绝，出现了一系列的症状：他们怀念以前的生活，痛恨现在的僧侣生活，心情低落，觉得无聊又痛苦。"淡漠忧郁症"（acedia）这个词（后来演变为accidia或accedia，或在英语中为accidie、accydyei和acedy）就取自拉丁语，用来描述这种病。在具体的基督教语境下，这种抑郁疾病象征着患者在艰难地抗争，抵御来自恶魔的世俗诱惑，抵抗肉欲之罪。他们还想得到无瑕的灵魂，却求之不得，所以还得克服由此产生的压力。从这里可以看出，他们为自己强加约束的同时，也快要犯下绝望之罪了。而且，说起淡漠忧郁症，绝望之罪也的确常常会被一起提到。淡漠忧郁症的概念能传入西方，有一个重要的原因：从广义上来说，所有畏惧上帝的基督徒，无论是在寺庙还是女修道院里，都面临着差不多的压力。圣约翰·卡西安

（Saint John Cassian，约360—435年）是"沙漠教父"之一，3世纪时居住在埃及的思西提斯沙漠。他著有《淡漠忧郁症之心理》（*Of the Spirit of Accidie*）。书里描述了与"邪恶"的"斗争"，还和《诗篇》（*Psalms*）第90篇里的"正午恶魔"作了比较。这个"正午恶魔"，可能是施加给人们的淡漠忧郁症或者罪恶的想法。后来到了中世纪，在以乔叟（Chaucer）、高尔（Gower）①、兰格伦（Langland）②等人为代表的文学作品里，淡漠忧郁症变成了一种懒散的行为。所以，它就构成了懒散之罪。就像在乔叟的《坎特伯雷故事》（*Canterbury Tales*）里，堂区长说"懒惰"会带来"懒散""怠惰"或"悲惨"（在中世纪英语中，悲惨既指代身体上的消沉，又代表心理上的抑郁），就像"在地狱受苦"一样③。在谈论淡漠忧郁症和抑郁症有什么关系的时候，有一点很关键：我们只能通过中世纪文学的宗教框架来理解这种病。

按照盖伦对忧郁症患者的定义，忧郁症和淡漠忧郁症一直是并存的。显然，两种病有一些共同的症状：患者往往都极度沮丧，甚至还会自杀。但是，忧郁症患者还会因为黑胆汁过热，产生气体，遮蔽了头脑，从而出现幻觉——这种幻觉正是区分两种疾病的分界线。与此同时，人们认为淡漠忧郁症是道德问题，而忧郁症因为是源于身体上的问题，不是一种那么耻辱的疾病，所以患者可能更希望医生给自己下的诊断是忧郁症。后来，还有人尝试用医学的模型，通过黏液和黑胆汁来定义淡漠忧郁症。然而，不管是哪种情

---

① 约翰·高尔（1330—1408年），英国诗人。——译者注。

② 威廉·兰格伦（约1330—约1400年），中世纪英国诗人。——译者注。

③ 杰弗里·乔叟：《坎特伯雷故事》，黄杲炘译，上海译文出版社2013年版。

况，中世纪的人们为治愈这类病都是双管齐下，既有身体治疗，又有心理治疗。他们会同时进行祈祷、催泻，并让患者服用适于治疗忧郁症和淡漠忧郁症的药物。

文艺复兴时期古典主义诞生，之后新教诞生，二者都削弱了天主教会对欧洲意识的影响，尤其是对北欧民众情感状态的影响。从此，淡漠忧郁症也渐渐退出了忧郁症的大家庭。比如，英国国王亨利八世就发起过解散修道院的运动，猛烈地攻击了淡漠忧郁症的源头，瓦解了那种生活方式。不过，淡漠忧郁症里也包含悲伤的元素，这已经被逐渐开始吸纳到忧郁症的概念里。慢慢地，英语也开始把拉丁文的"*tristitia*"（悲伤之主罪）翻译成"忧郁"或"忧郁症"。随着文艺复兴的宗教框架逐渐分化，淡漠忧郁症看起来越来越像是中世纪的老古董，而忧郁症则即将崛起，登上历史舞台，成为强大的文化力量。

第二章

天才与绝望

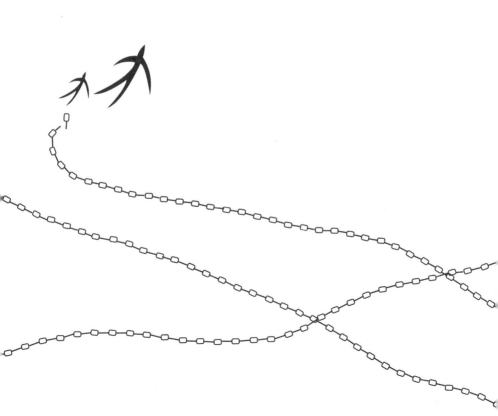

我一人独自沉思，

想象种种预知之事。

我筑起那空中楼阁，

没有悲伤，也没有惧色，

甜美的幻觉令我沉迷，

直教人感到时光飞逝。

……

我对此全部的欢乐都是蠢愚，

那快意抵不上这忧郁。

……

独处成为我唯一的烦苦，

我像成年的怪兽，令人觉得可恶，

我不要那光明，也没有了伙伴，

却发现自己如今境遇凄惨。

场景忽然转换，快乐烟消云散，

我感到恐惧、悲伤与不满。

罗伯特·伯顿，《忧郁的解剖》

上面这段诗选自《忧郁的解剖》（*The Anatomy of Melancholy*）。这是一本文艺复兴时期的著作，十分著名，可以说是忧郁症治疗方法的百科全书。它的作者是罗伯特·伯顿（1557—1640年），来自牛津大学，是一个孤独的学者。很大概率上，伯顿本人也有忧郁症。因为做学者这一行，长时间地久坐不动，又特别注重进行大量抽象的思考，就难免导致体液失衡，引发忧郁。在这篇像诗歌一样的"摘要"里，他反复描述了一种矛盾，而这种矛盾早在古典时期就已经在孕育了。也就是说，忧郁可以是一种让人快乐的状态，一种可以去好好享受的"甜美"疾病。与其说它是个问题，还不如说是一种沉思的心情。可是，独自一个人沉思带来的这种快乐没能持续。伯顿很快就意识到，忧郁有两副面孔——愉快的"沉思"会一下子变成悲惨的处境。忧郁症患者则变成了一只"怪兽"，会躲避社交，总是想去黑暗的地方。他不再快乐，而表现出了古典时期忧郁症和现代抑郁症的典型症状：恐惧与悲伤。

在文艺复兴时期，第一种忧郁症崛起，塑造忧郁天才的故事大量涌现，一直延续到了今天。不过，本书重点关注的是第二种忧郁症，也就是会扰乱、甚至破坏患者生活的这样一种重病。然而，这两种忧郁症之间还是有矛盾的，或者说，至少是有些联系的。它们中间有一块模棱两可的边缘地带，处在快乐和痛苦、健康和疾病、希望和绝望、创意迸发和不知所措之间。为了理解目前在21世纪我们对抑郁症的认识到了什么地步，为了理解有人提出应该把抑郁症恢复成忧郁症的说法，我们有必要理解并承认一点：对于抑郁症来说，更加积极的论述是存在的，即使这听起来好像很矛盾。这种积极模式，也就是本段所说的第一种忧郁症，一般叫作亚里士多德模式。因为亚里士多德宣称，忧郁症患者都才华横溢。本段所说的第二种忧郁症，从广义上来说，叫作盖伦模式。因为盖伦对忧郁症抱着一种更加怀疑而务实的态度，认为这是折磨患者的疾病，不是让人去享受的。但在现实里，这两种模式区分起来并没有这么分明，它们表现出来的症状要更复杂些：在赞美一个忧郁天才的时候，人们也可能会哀叹疾病给他带来了多少沉重的痛苦。这是因为盖伦说的那种忧郁症的痛苦，是和亚里士多德提到的创造力混杂在一起的——忧郁症患者可能是"集病痛和才华于一身"。

文艺复兴时期的忧郁症

在近代早期，"新科学"出现了。炼金术从此变成了化学，人们对忧郁症的认知也发生了转变：盖伦所说的体液被神经、精气与纤维等概念取代了。而靠平衡体液来保持健康的这种做法，历经种种曲折，直到19世纪才被逐渐摒弃，取而代之的是各种构想，主张要均衡、高效地利用身体，根据机械论和化学理论来分析体内有没有出现阻塞，或者化学物质有没有失衡，需不需要进行纠正。不过在这个时期还处于盖伦阶段，就像对古典时期的忧郁症那样，人们依旧认为忧郁症发作是因为黑胆汁过热，产生了烟气或气体，并升腾进入大脑。伯顿在引用盖伦的观点时就说过："因为黑胆汁蒸发，升腾起来的黑色浓烟遮蔽了大脑，使大脑一直都处在黑暗的环境里，又害怕，又伤心。于是，人就会看到千奇百怪的可怕幻影，就像怪物似的，还带着强烈的情感。这让人很烦恼，头脑里的幻想也黯然失色。"忧郁诗人、牧师约翰·多恩（John Donne）抱怨道："可是，我又做了些什么，才使这气体产生，或者说吸入了这气体呢？他们跟我说，是我的忧郁症在作祟。"

从盖伦时期到伯顿时期，人们一直都认为，忧郁症会让患者产生幻觉。这个症状是和抑郁症之间的一个重大差异。要判断这种幻觉会把想象干扰到什么程度，还得取决于认同哪个观点：是同意亚里士多德忧郁天才的神话，还是相信不太乐观的盖伦，把忧郁症看做一种严重的身心疾病。虽然话是这么说，但劳伦斯·巴布还是指出，这两种模式都"和文艺复兴文学纠缠在了一起，简直无可救药"。只要看看莎士比亚（Shakespeare）写的哈姆雷特

（Hamlet），就知道他说得不假。这个角色命运十分悲惨，但又是个高贵而博学的天才。当然，在戏剧与诗歌之外的真实世界里，忧郁症会让患者有什么感受，可能又完全是另外一回事，但也不用非要把真实体验和文学作品里描写的行为模式割裂开来。本书认为，忧郁症和抑郁症或多或少都受到了文化环境的塑造和影响，而文化环境就包括文学创作、艺术作品，还有围绕宗教、阶级和性别的更广泛的论述。这些都是在近代早期形成忧郁症的显著因素。

虽然这本书一直在追溯现代抑郁症的发展历程，而且在观察的各个时期似乎都看到有这种病，但我们还是得强调一点：我们现在对抑郁症有什么看法，这种看法在怎样的文化中形成，它周围又有怎样的文化环境——这些观点和文艺复兴时期相比，有时候是有文化差异的，而且差异大得惊人。在文艺复兴时期，宗教还没有世俗化；人们还是相信体液学说，而不是科学理论；患者为了治病，还是在依赖祈祷，而不是吃药。同时，到底怎么理解忧郁症，怎么去治疗，人们的想法也摇摆不定。一方面，宗教、魔法、玄理、炼金术、鬼神学说纷纷登场，还有盖伦基于人体提出的自然主义解释，另一方面，也有人开始向各类人文主义靠拢。所以在当时，为治疗忧郁症患者，宗教疗法和医学疗法一起使用，是完全可以接受的。这些文化看起来奇怪又陌生，但尽管这样，我们还是能看到，它们关注的核心都是人的苦难。同时，我们还要注意到它们引进的外来表达方式。

例如，在17世纪60年代末，有个长老会教徒汉娜·艾伦（约1638—？）写下了自己精神上承受的磨炼，描述了她对自己的病有什么看法："我忧郁症发作时是一点一点发作的，消退的时候也是一点一点消退的。黑暗的忧郁症会让我生气，可随着脾气缓和，我的精神疾病也会减轻。上帝一步一步地让我坚信，所有这一切都是撒旦搞的鬼，都是他欺骗我，诱惑我，还去影响黑暗的黑胆汁。这不是我自己的问题。"基本上，艾伦完全是在用宗教框架来理解自己的抑郁症，虽然其中也包含了对身体的认识和治疗，但这段话要从主要的叙述模式来看，显然是一段心灵自传。无论是对她，还是别人，抑郁症都是他们的一段心灵旅程，能让他们获得拯救，进行赎罪，得到上帝的恩典，和世俗的体液学说没什么关系。正是通过了解不同外来文化里的抑郁症，才有助于我们更好地认识这个时代的抑郁症有什么特性。

盖伦学说与忧愁

首先，我们来看一看盖伦的学说。（至少在一定程度上）它和亚里士多德，还有后来费奇诺的忧郁天才理念形成了有趣的对比。似乎从古希腊罗马时期开始，直到17世纪新科学诞生，盖伦的理念看起来都没怎么改变。但是，有几次转变和新的进展表明，在近代早期，人们对忧郁症和抑郁症的性质就产生了新的想法。对这个时期来说，盖伦及其"医说"是个很好的参照点，既能提供帮助，又比较灵活。1525年，盖伦的著作一经出版，就又一次引起了整个西欧地区的关注。同时，因为在观点和理论上，盖伦和他的追随者并不一定总是保持一致，这在解释大量当代宗教和政治思想体系的时候，反而成了很好的素材。比起希波克拉底学派，盖伦使人体存在体液的理论更加深入人心。无论是身体的活动，还是精神的运转，盖伦学说好像能解答一切问题，但前提是你已经打算忽视里面的矛盾。

在第一章我们读到，盖伦学派认为忧郁症会发作，是因为四种体液失衡，具体来说就是黑胆汁的问题。"天生的忧郁体液"存在于人体内，人可能暂时会处于健康的状态。但如果它燃烧起来，或变成"焦灰"，或出于某种原因而变得过量，那就可能引发抑郁（无缘无故的恐惧与悲伤），还有其他各种身体上、心理上的症状，比如幻觉、倦怠、失眠、希望自己独处，甚至还会完全厌世。燃烧的"胆汁"会产生并发症：它要么过热，要么过冷，给患者带来不同的影响——过热的时候，会让人"发疯"、暴怒、狂喜或贪婪；要是过冷的话，又会让人"迟钝"蠢笨。所以，如果忧郁症是体液焦灰引发的，就会经历发热—冷却—寒冷这样三个阶段。此外，燃烧的体液不同，也会出现不同的忧郁症状，使病情更加复杂。燃烧天生的忧郁体液，会引发恐惧和悲伤；燃烧胆汁，则使患者暴怒、狂骂；燃烧血液，会让人过度轻率；如果燃烧的体液不止一种，症状也会混合起来。

一个人可能只是性格忧郁，但没有生病，也可能从这种状态一下子变成了重病患者。生命精气能够激活身体，动物精气连接头脑和感官，但黑胆汁会阻碍、抑制它们。它"通过那种潮湿的黏液产生的雾气"阻塞了血液里的动物精气，"仿佛把心脏囚禁在了幽暗的地牢里。它还用恐怖的幻觉折磨大脑，让人产生许多可怕的幻想，心门也被锁起来了……这让我们感觉心情沉重，坐立不安，又害怕，又怀疑，又担心，又绝望，整天长吁短叹，却找不到原因"。

在盖伦模式里，忧郁症患者不太可能是社会上的成功人士。因为忧郁症"夺走了一个人敏捷的思维，使他丧失了理解力，不再抱有坚定的希望和信心，也失去了所有刚强的力量和勇气。这样，人就不会再去尝试追求完美，实现自己的价值，也不会取得任何成就——他们已经变得愚笨而迟缓了"。到了这时，黑胆汁焦灰已经冷却，否则，在高温的状态下，它会让人产生更接近躁狂症的症状。就这样，人变成了傻子。可是他们还会因此而厌世，使情况更加糟糕——黑色体液造就黑暗人格：忧郁症患者"会躲避光亮，因为他们的内心和体液都是黑暗的"。他们还会戴上帽子遮住眼睛，更喜欢去"偏僻的没有人的地方，把自己封闭起来，心里充满了对人类的憎恨和不满"。由于在精神上经历了很大的痛苦，忧郁症患者"对生活感到厌烦，脑海里还萌生了自残的念头""许多人会伤害自己，甚至自杀"。对于饱受黑胆汁折磨的忧郁症患者，自杀就是他们人生的终点。

忧郁症患者从外表来看，很符合他们的身体状况，或者说，是他们的身体状况直接塑造了这样的外表。他们眼窝凹陷，瘦得干巴巴的，看起来垂头丧气、意志消沉，整个人都很害羞，不怎么说话，动作也很迟缓，头发是乱糟糟的一大蓬，脸色是和黑胆汁相称的"暗沉黝黑"。这种形象很快就会招致别人的讽刺，形成一种刻板印象。不过从医学角度来看，它是有坚实基础的。当代年轻人中间的"哥特（Goth）"和"情绪硬核（Emo）"亚文化群体①就秉承了这种忧郁的气质。不过到了后来，他们也受到了哥特式浪漫主义等忧郁模式的影响。

在文学作品里，以盖伦学说为基础来描写忧郁症的时候，会比较突出热量和湿气在人体中的作用。无论出于什么原因（如家人

---

① Emo来自emotional hardcore，这两种群体的大致特征是喜欢穿黑色、迷恋哥特等暗黑亚文化、成天摆出一副"抑郁"模样，认为自己与众不同，但两者之间仍有一定的差别。——译者注。

或爱人死亡），一个人要是长期悲伤，或者过度悲伤，那么血液里生命精气的天然热量和湿气就会消耗殆尽，从而影响到生命精气本身，使血液变成又干又冷的忧郁体液。这种病态体液会让患者一天一天消瘦下去，最终死亡。正如在最后分别的时刻，罗密欧对朱丽叶说："叹息吸干了我们的血"[①]。我们如果再反过来回顾忧郁天才的概念，就能发现，忧郁症形象要想摆脱盖伦模式的这种忧愁，就得保证热量平衡。

在盖伦模式中，大部分情况下，女性和男性承受着同样的痛苦，毕竟无论男女，都有体液。但女性的子宫会让情况更加复杂，因为要是女性的性欲没得到满足，经血没有正常排出，就会导致体液失衡，燃烧黑胆汁。在这一阶段的早期，人们认为，女性尤其情欲旺盛，需要借助男性的精子来恢复体内热量和湿气的平衡。至少在各种作品里，在父权意识形态的指导下，广大女性都是一种刻板形象：总是很激动，还爱惹麻烦（和理性的男性形成了对比）。这与盖伦的构想是完美契合的，也就是女性的生殖系统比较危险，会让人精神紊乱，引发忧郁。在某种程度上，《哈姆雷特》（Hamlet）中奥菲莉娅（Ophelia）失败的爱情就可以从这个角度来解读。然而，作品表现是一回事，现实生活中对女性的治疗又是另一回事。凯瑟琳·霍奇金指出，她研究了17世纪的一些病例，发现其中可能并没有涉及性别差异，或者说性欲。她还表示，宗教可能会"胜过"医学。就算是使用了医学用语，这些词汇也可能"没有什么性别指向"。不过，忧郁症理论不是只有一个盖伦学说。面对

---

① 威廉·莎士比亚：《莎士比亚全集28：罗密欧与朱丽叶》（中英对照），梁实秋译，中国广播电视出版社、台北远东图书公司2002年版，第163页。

亚里士多德模式，女性还要继续她们的抗争。

天才抑郁症

> "在所有人里面，忧郁的人最聪明了。（他们的忧郁症）会让
> 那种神圣的喜悦放大很多倍，还让他们富有激情……这使他们受到
> 激励，成为出色的哲学家、诗人和预言家等。"

> 罗伯特·伯顿，《忧郁的解剖》

我们之前提到，在古典时期，亚里士多德，或者至少是"伪亚里士多德"，提出了"忧郁（上层男性）天才"这样一个概念。这个概念颇具争议，影响力很大，同时又特别矛盾，因为它把疾病当成了一种手段，用来体现非凡的思维才能和创造力。但到了文艺复兴时期，意大利的忧郁症学者马尔西利奥·费奇诺（Marsilio Ficino，1433—1499年），很快就采纳了这个观点，还把它传播到了全欧洲。最后，莎士比亚笔下的哈姆雷特也由此诞生。费奇诺有一套新柏拉图占星学，认为土星代表了忧郁的人（如丢勒①的《忧郁》所示），还明确指出所有的天才和学者都有忧郁症，都在某种程度上受到了土星的影响（见图4）。

显然，在费奇诺这个时代，接纳"天才抑郁症"的概念本来是不太可能的。要是他没有吸收大量不同的论述，支撑形成自身的观点，也不会最终得出结论，认为忧郁症是一种积极的病症。有大量的因素影响了他的想法，包括（世俗式和柏拉图式）爱情的相关论

---

① 阿尔布雷希特·丢勒（1471—1528年），德国画家、版画家及木版画设计家。——译者注。

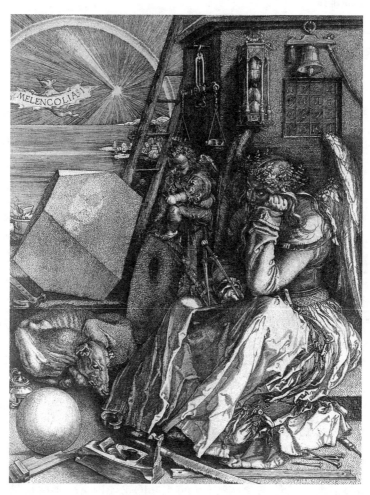

图4 阿尔布雷希特·丢勒（Albrecht Dürer）的《忧郁I》。这幅版画创作于1514年，捕捉到了忧郁症患者的愁苦，还表现了忧郁对社会和哲学层面产生的影响。各个学科的发展一下子陷入了停滞，生活好像也索然无味。丢勒的画作对后世忧郁症的形象产生了极为深远的影响。（伦敦，韦尔科姆图书馆）

述、各派宗教、炼金术、人文主义以及学者、阶级，当然还有性别所扮演的角色。在这个时期，这些忧郁症的元素都非常重要，有时有点复杂，还需要进一步的审视。

忧郁的爱人

爱情是这个时期忧郁症的一个重要层面，比以往还更加重要。在伯顿的《忧郁的解剖》里，它还是忧郁症的一个主要类别。爱情忧郁症，也就是对爱人的渴望，早在古希腊罗马时期就已得到了普遍的认识：炽热的感情会过度燃烧黑胆汁，造成体液失衡。渴望会使人体温度升高，燃烧体液，然后忧郁症就接踵而至。崇高的"英雄之爱"，指的是忧郁的爱人真正体现出了一种更加崇高的爱。这种说法其实源于"单纯的发音巧合"。在希腊语中，"eros"意为爱情，而"只需将'eros'中的'e'发成送气音，写作者就可以把这个词变成'heros'，也就是意大利语中的'eroe'和英语中的'hero'（英雄）"。在《论问题》第30卷，亚里士多德提到了许多忧郁的古代英雄，他们历经了黑胆汁的燃烧；同理，对于忧郁的爱人而言，他们的黑胆汁被爱的激情点燃，所以他们和那些英雄一样，有了相似的感受。别看这只是个小花招，它说服了很多费奇诺那个时代的人。也是在那个时代，柏拉图的思想发挥了关键的影响力，引入了爱的过渡，从世俗的爱情过渡为更加神圣、纯洁的爱。这样的过渡标志着"英雄之爱"的理念在逐步演变，忧郁症患者越来越受到神的智慧的吸引。从诗歌、绘画、哲学或普遍的宗教作品里，还有其他各类展现艺术之美的作品里，我们都能看到这一点。

在中世纪，各类作品在描写爱情忧郁症的时候，可能是把它看做我们现在说的那种躁狂—抑郁症的发展进程：坠入爱河时，那种狂喜会燃烧黑胆汁。之后，如果没法抓住爱人的心，患者就会变得抑郁、迟钝。但即便如此，也不能认为这个变化过程和现代的躁狂抑郁症有什么关系，因为爱情忧郁症在发展机制上，在逻辑上，都和19世纪的躁狂抑郁症截然不同。医学教授米凯莱·萨沃纳罗拉（1452—1498年）探讨过"忧郁症患者的独处"状态。那些"在混乱的爱情里惨遭抛弃的人，会不断地思考、回忆和幻想"。爱情忧郁症患者一般都是修养比较高的人，那种激情"则被称为'haereos'，因为英雄或者贵族更加频繁地感受到这种情感"。

就这样，忧郁的爱人受到吸引，进入了忧郁症的领域，这在后来的各类作品中屡见不鲜：有一个意大利医生就指出，崇高的爱人"会躲开人群，不和别人说话，而是到死者的坟地里去寻找僻静的地方。这样一个人待着，处在忧郁的状态里，让他很满足。他可能会长时间地沉思，一些事物是多么的美丽"。即便费奇诺还没有把忧郁的概念完全柏拉图化，从上面的文字里，我们也能很清楚地看到，爱情忧郁症是有可能转变成宗教忧郁症的。就像前面说的，人们在中世纪就已经认识到，僧人中有淡漠忧郁症这种病。这表明，为了追求神圣的爱，灵魂可能需要承受苦难。

与这种爱情相关的，是对学术的热爱。一个崇高的学者在探寻知识，而且可能是宗教性质的知识的过程中，就有可能会患上忧郁症（见图5）。在亚里士多德列出的忧郁英雄里，不仅包括赫拉克勒斯与莱山德等，还有恩培多克勒、苏格拉底和柏拉图等哲学家。学者为了追求智慧，也可能会超出自己的能力范围，从而损害健康。这中间有一个原因，就是撰写医学文献的人把学者的生活和忧

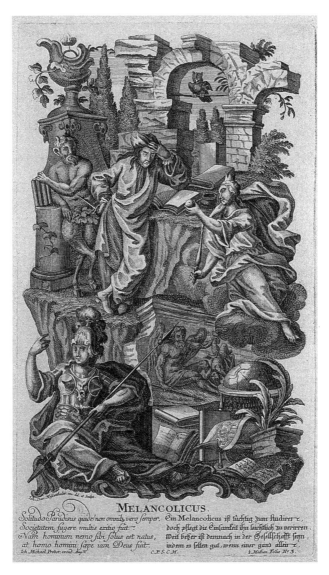

MELANCOLICUS.

Solitudo Paradisus quæde non omnib: vero semper.
Societatem fugere multis exitio fuit.
Nam hominum nemo sibi solus est natus,
at homo homini sæpe iam Deus fuit.

Ein Melancolicus ist süchtig zum studiren ꝛc,
doch pflegt die Einsamkeit ihn leichtlich zu verirren,
Weil beßer ist demnach in der Geselschafft seyn,
indem es selten gut, wenn einer ganz allein ꝛc.

Joh. Michael Probst. excud: Aug:V.   C.P.S.C.M.   ½ Median Folio N? 5.

图5　一名忧郁的学者。从这幅J. D. 内森塞勒的蚀刻画（约1750年）里，我们可以看到，
因为学者们经常需要静坐、独处，进行大量思考，十分劳神，所以人们普遍认为他们尤其
容易忧郁。（伦敦，韦尔科姆图书馆）

郁症联系了起来。这种生活方式有可能既是抑郁的原因，也是抑郁的结果。

宗教与忧郁症："恶魔的浴池"

忧郁症让教徒们感到困惑：到底是恶魔和魔鬼引发了忧郁症，还是这种病让人产生了幻觉，而看到恶魔和魔鬼？正是在这一点上，才最明显地体现出中世纪和文艺复兴时期的文化是外来的。据说，忧郁症患者老是会看到各种幻象。那么，当他们身处宗教氛围很浓的环境里，看到很多有宗教（或者邪恶）内容的幻象也就不足为奇。至少，直到18世纪末，情况还是这样。16世纪中期有一个意大利的忧郁症患者，叫弗朗西斯·斯皮拉。这个人很富裕。最初，他从天主教皈依了新教，后来又改信回天主教。就是在这个时候，他得了宗教忧郁症。他说"他看到魔鬼涌入了卧室，爬得满床都是，还发出怪声吓他；这都不是幻觉，他真的看见身边都是魔鬼"。斯皮拉认为，这是因为他背教，上帝在惩罚他。但其他各方还基于各自的政治立场、宗教和阶级，给出了很多别的解释。这其中鬼神学家要做的，就是区分"天生"忧郁症的症状和由于恶魔干扰而产生的症状。这种看待忧郁症的态度产生了奇怪的副作用，为对立观点开辟了空间。也就是说，忧郁症非但不是恶魔引发的，反而是一种手段。上帝会酌情通过这种手段对人赐予才华，这标志着他的赞许，而不是要对女巫和术士这样有害而邪恶的天才判罪。

接下来，神秘主义又给忧郁症增加了一个积极的角色：它可以等同于"灵魂的暗夜"。灵魂必须穿过这暗夜，在求得神的谅解和灵知的路上净化自己。即使神秘主义者想通过精神练习来摆脱忧郁症，他们可能也得认识到，抑郁总是要有的，甚至可能还是必要的，因为如果没有抑郁，可能说明对灵魂的审视还不够深入。热那亚的圣凯瑟琳（1447—1510年）对待忧郁症的态度，就是一个早期的典型代表。她认为忧郁症象征着"恶魔的浴池"①，阻碍她获得救赎。"忧郁的状态一直持续，让她感到非常窒息，不知道该拿自己怎么办"。她呼唤上帝帮她摆脱邪恶的忧郁症，而费奇诺后来却发现，忧郁症能够推动灵魂飞升，飞向神圣的爱。不过，其他人已经注意到，基督本人也饱受忧郁症的折磨。但这样一个悲伤的基督的概念和形象，与斯多葛学派的看法是相互冲突的。该学派认为人必须超脱于情感之上，漠视情感。另外，由于"渴望进入天国，获得上帝的爱"而感到悲伤，是圣昂托尼诺赞扬的一种情感。费奇诺则继续深入挖掘，认为忧郁症实际上可以成为神学与精神思考的出发点。

独处与公民责任

人文主义新兴，提倡社会存在和公民责任的理念，而忧郁症在某种程度上与这些理念是对立的。因为忧郁症会让人更爱独处，更加厌世，甚至还会喜欢去一些象征着排斥人类的地方，比如墓地。从这里，我们就已经能够看出，18世纪末的哥特式文学和忧郁症之间是有联系的，墓园派诗歌就是从忧郁症里汲取了灵感。

在近代早期，城市商业崛起，发展重心不再是农业经济。基于古人的政治理论，人们开始强调一套城市和公民的思想体系，摒弃了沉思、独处，而认同每个人都负有公民责任。这种意识形态

① 罗伯特·伯顿也将黑胆汁称为"恶魔的浴池"。

就是我们如今所说的公民人文主义，象征着健康的交际。虽然它好像不利于对忧郁天才理论的赞美，但幸运的是，这个思想的内部是有分歧的。著名诗人、"人文主义之父"弗朗切斯科·彼特拉克（Francesco Petrarca，也称彼特拉奇，1304—1375年）就是一个典型代表。他赞美独处，认为他要做研究，就必须得独处。他还过着僧人一样的生活，把这种生活引发的精神问题比作"淡漠忧郁症"，也就是隐居生活造成的一种心情抑郁又倦怠的状态。人文主义者认识到，学者在进行伟大的研究时，可能就会感到忧郁，就像普罗米修斯（Prometheus）或者赫拉克勒斯那样（因为这两人是古典英雄的模型）。这种忧郁有时甚至还是必要的。普罗米修斯受苦受难，为人类带来火种，学者在表面上也像他一样，承受忧郁症的折磨，为同胞造福，实现公民社会的目标。但实际上，他们又同时显示出自己能够超越常态的限制，超越个体的局限。他们一方面患有忧郁症，另一方面又出于英雄之爱而追求无限，这两者之间仍然存在矛盾。

忧郁症的光辉

马尔西利奥·费奇诺将各种散乱的想法整合起来，促成了文艺复兴时期对忧郁症的美化。我们在前面已经提到了这一点。同时，考虑到他本人也有忧郁症，我们就能知道为什么他会下这么大的功夫，把忧郁症，至少是轻度忧郁症，描绘得这样美好。他著有系列著作《生命三书》（De Vita Libri Tres，1482—1489年）。在其中的第一本《论健康的生命》（De Studiosorum Sanitate Tuenda）里，他详细阐述了亚里士多德关于黑胆汁临界点的理念——在临界点之下，黑胆汁刚好足以激发天才的创造力，而在此之上，就会过量。

费奇诺强调，学者需要一方面培养忧郁，一方面控制忧郁，还写诗赞美了天生的忧郁体液这种奇迹。他认为，燃烧的忧郁体液是紫金色的，辐射出来的颜色就像彩虹一样。它还能产生精气，完美地满足精神活动的需要。忧郁症和土元素有关系，和土星也有关系，这代表着它既深入探寻了自然世界最深处的秘密，又渴望了解最高天际的真理。或许，忧郁症患者甚至还能传达神的预言，提出一些"从没想过的想法"，预测"还没发生的事件"。在这个时期，有众多思想家附和费奇诺的看法，迪洛朗斯就是其中之一。他写道：忧郁体液在加热后，与血液结合起来，"仿佛会带来某种神圣的喜悦。这种喜悦一般叫作'激情'。它会激发人的潜能，使人成为哲学家、诗人和预言家，就好像这里边有什么神圣的成分似的"。同时期的诗人说，诗歌或许是来自于上帝。按照柏拉图的说法，这就是一种英雄之爱，一种神的狂热。从薄伽丘（Boccaccio）的观点来看，他觉得诗人是得到了上帝启发的神秘主义者，他们通过诗歌的形式与其中的意象，来向人类传达真相。基于这些观点，费奇诺与亚里士多德模式的忧郁症建立起了联系，忧郁诗人的形象也从此与大众的想象牢牢结合在了一起，在接下来的几百年里都十分流行。

费奇诺和盖伦不一样。盖伦认为人体是封闭的，视角比较内向；费奇诺注重柏拉图的、形而上学的世界，认为身体是开放的，会受到天体的影响。这样，过去的忧郁天才的概念就和占星术联系了起来。在文艺复兴时期，望远镜技术不断发展，带动了占星术的兴起。费奇诺走出这一步，确实解放了人们的思想观念，但为什么土星是忧郁症患者的星象呢？乍一看，土星其实并不太像是主管天才的行星。

要解开疑问，我们还得回到占星术上来。这是一门古老的科学，但在9世纪，阿拉伯的思想家依据占星术把体液和天体进行了配对：木星代表多血质，火星代表胆汁质，金星代表黏液质。土星在人们的眼中又干又冷，就像忧郁体液一样；它的运行速度也比较缓慢，似乎符合忧郁症患者的气质；同时土星还是黑暗的，这也和黑胆汁相符，所以它成了忧郁质的代表。另外，土星的神话来源还增添了一些特质，有时候看起来有些矛盾：土星（Saturn，罗马神萨图恩）在希腊被称为克洛诺斯（Kronos）。他是统领黄金时代的神王，但却被儿子推翻（并阉割），最终被迫囚禁在阴暗的地下监室里。这个流放的经历还把他和远行联系在了一起。此外，人们还常常把克洛诺斯和柯罗诺斯（Chronos）混淆起来，而柯罗诺斯其实是时间之神，还掌管生死。通过这些神话的起源，人们认为土星（萨图恩）全面掌管着忧郁症的各个方面，包括脾脏等相关器官。他成了权威的象征，有好的一面，也有坏的一面。在各类作品里，他似乎总是在自残，溺水，遭到监禁，这是他最差的形象。

对费奇诺来说，土星象征着最高雅的思考，是学者的主导星象。他利用了柏拉图的"英雄忧郁症"这个概念，又融合了克洛诺斯的神王地位，这样就把土星提升，进入一个看似矛盾的领域里，代表非世俗的、抽象的精神冥思。土星能够激发最伟大的头脑，但忧郁症患者必须警惕不要被它强大的能量反噬。费奇诺花费大量精力，提出了一些建议，帮助控制土星对土象星座的人产生潜在的有害影响——他们不仅要注意饮食，还要佩戴辟邪的东西，用其他行星的互补特质来对抗土星的影响。

除了占星术，炼金术是另一个对我们来说非常陌生的学科。

它玄奥又神秘，但它影响了人们如何去理解抑郁症，构建抑郁症。阿拉伯医学和哲学在这方面产生了很关键的影响：在阿拉伯语中，"al-kimiya"就是炼金术（alchemy）。而且，人们一般认为，阿拉伯医生了解炼金术的实践应用，知道这个学科的使命就是为了把化学元素转变成新的物质，并最终将贱金属变成黄金。对有些人来说，在这个转变过程里探索物质的本质，是一项神圣的活动，因为它需要揭露世界上隐藏的，或者玄奥的真相。渐渐地，炼金术和柏拉图的"理想模型"的理念，还有占星术理念交织在了一起。占星术认为，一个人的体液气质，在一定程度上是由出生日期和地点决定的。现实的人世这个微观世界，和天体还有更高境界的心灵真谛这个宏观世界，两者在根本上是一致的。在穆斯林文化的作用下，这个理论得以长久地流传、融合。炼金术里还有一个概念"黑化"（nigredo），指的是物质转变的第一阶段。人们借鉴了这个概念，把抑郁症比作黑胆汁的"黑化"。这个过程主要受土星的控制，类似于患者在精神上先是短暂地死亡，然后又从中复活。那么总结起来，从占星术角度来说，土星对人类的天才有主导性影响，而炼金术也和抑郁症相连。一旦炼金术和土星紧密结合起来，费奇诺在佛罗伦萨的变革也随之启动。

悲剧还是创造力？

在盖伦学说当中，忧郁症患者十分悲惨，但按照亚里士多德和费奇诺的观点，他们是得到启发的天才。至少，这两种模式之间的关系是非常复杂的。在文艺复兴时期的文化环境里，它们很难融洽地共存，不过在医学领域，可能是盖伦学说占了上风。有人认为，以费奇诺和诗人埃德蒙·斯宾塞（Edmund Spenser）为代表的不太接地气的新柏拉图主义，到了这个时期后期，转变成了以体液为基础的盖伦式唯物主义，这种思想是反柏拉图的。盖伦学说认为，"忧郁体液的源头"既不是得不到爱人的爱情忧郁症，也不是因为失去了什么而患上的忧郁症，而是在人体内部，"在脾脏里咕嘟咕嘟地燃烧着"。到了17世纪，人们觉得亚里士多德虽然美化了忧郁症，但盖伦学说对它进行了调和。盖伦学派意识到，人体内有黑胆汁的力量在发挥作用。这鼓励人们强烈地自我审视身体的边界，对此产生了深刻的认识，并在一定程度上疏离了自己实体的存在。盖伦的理论"认为身体或多或少是个封闭的系统。身体总是在生病，就算现在是健康的，也保持不了多久"，而新柏拉图理念则"强调身体是开放的，能够接纳宇宙的影响"。这两种理论大致的区别就是这样。

约翰·弥尔顿（John Milton）写的组诗《欢乐颂》（L'Allegro）与《沉思颂》（Il Penseroso），对比了这两种理论。《欢乐颂》力图否定盖伦的理论，认为抑郁症不会击垮创造力：

> 离开吧，可厌的忧郁，
> 你是塞比勒斯和最漆黑的午夜所生，
> 在斯提克斯河上荒凉的岩洞，
> 环绕着可怕的形状、尖叫和丑恶的景物！
> 去寻觅某个阴沉沉的地窟吧，
> 那里笼罩着的黑夜展开它警觉的双翼，
> 深夜的乌鸦在鸣啼。①

---

① 弥尔顿：《欢乐颂与沉思颂》，赵瑞蕻译，译林出版社2013年版。

《沉思颂》则热情地歌颂了亚里士多德和费奇诺积极向上的理念。这位女神是一个"沉思的女尼，纯洁而虔诚，端庄，坚贞，而又娴静"①。她是土星萨图恩的女儿，而且：

> 你崇高的面容太明亮，
> 以致不适宜于人类的目光，
> 因此你才蒙上黑色宁静的智慧的色彩，
> 好使我们柔弱的眼睛能张开。②

在这首诗的结尾，弥尔顿提出，他愿意同忧郁症一起生活下去，只要它歌颂诗意的、虔诚的学者生活，而且这种歌颂是可以接受的，实际上还合乎心里的愿望。尽管他承认，忧郁症在病情更加严重的时候会造成损害，但在他看来，忧郁症或许还是可以遏制的，甚至还能给人带来启发。

时髦人的标配

因为亚里士多德模式美化了忧郁症，男男女女都愿意跟别人宣称，自己至少带有那么一丝忧郁的气质，或者说"脾性"。这个病虽然是从意大利开始流行的，但很快，它就通过欧洲的知识分子和贵族网络传播到了北部地区，最终在英国深深地扎下了根。于是，哈姆雷特这样的文学形象诞生了。这种形象又进一步形成了刻板模式，不久之后，描写忧郁青年的讽刺文字也出现了。哈姆雷特在一定程度上也

---

① 弥尔顿：《欢乐颂与沉思颂》，赵瑞蕻译，译林出版社2013年版。
② 同上。

是黑色讽刺的对象。到了1580年左右，这样一个群体得到了社会的承认，他们是忧郁的"反叛分子"，心怀抱负，想努力地向上攀爬，但因为世道艰难，遭遇了很多挫折，心里也很不满。这类人基本上都觉得，自己就算不是天才，也是很有才华的。他们还认为整个社会都有问题，不愿意承认土星赐予了他们非凡的能力。

文学作品会嘲弄社会现象，不过会有一些夸张。比如约翰·韦伯斯特（John Webster）①写过一部复仇悲剧作品，叫《马尔菲公爵夫人》（*The Duchess of Malfi*）。书中的一个角色博索拉心里不满，安东尼奥就指责他染上了"过时的忧郁"（第二幕第一场第95行）。这部作品写于1613年至1614年左右，又在同一个时期被搬上了舞台，所以从这句话，我们或许可以假定，那个时候抑郁症已经不太流行了。然而，从整本书来看，我们发现忧郁症和抑郁症总是倾向于和某种社会威望联系起来，而且很显然，这种观点的生命力惊人的持久。直到17世纪30年代，还有诗歌在描写作家约翰·福特的时候写道，他一个人站在那里，"盘着双臂，头戴忧郁之帽"。忧郁的人就会摆出这样的典型姿势（见图6）。

忧郁症是时髦人的标配。在本·琼森（Ben Jonson）②的著作《人人高兴》（*Every Man in his Humour*，1598年）里，乡巴佬斯蒂芬觉得，他要想在社会上往上爬，这个病就十分重要。同样地，在利利（Lyly）③的作品《弥达斯》（*Midas*，1592年）里，理发师莫托说自己是忧郁，而不是"愚笨"，因为"忧郁是朝臣盾牌上的饰

---

① 约翰·韦伯斯特（1580—1625年），英国诗剧作家。——译者注。

② 本·琼森（约1572—1637年），英格兰文艺复兴剧作家、诗人和演员，作品以讽刺剧见长。——译者注。

③ 约翰·利利（1554—1606年），伊丽莎白时代"大学才子派"的戏剧家，著名散文小说家。——译者注。

章"（第五幕第二场第99—110行）。这个观点遭到了讽刺。在社交场合里，忧郁症也是需要支撑的："您那儿有没有凳子，能让我在忧郁时倚靠？"（《人人高兴》，第三幕第一场第100行）。讽刺的是，莫托在被嘲弄和诈骗以后，真的得了忧郁症。

虽然我们需要意识到文学作品和社会现实不一样，但还是可以说，戏剧角色能够反映这种时髦病促成的行为模板，甚至在一定程度上还能构建这种模板。毫无疑问，所有疾病都会在某种程度上受到社会环境的影响，但忧郁症在这个时期（和其他时期）能走红，就很好地说明疾病的相关说法，部分是基于文学和观赏艺术这样的文化载体的。

说起文学作品里疾病的社会分类，就必须得提到莎士比亚的《皆大欢喜》（*As You Like It*，1599年）。这部作品里的杰克斯是很著名的一个例子。显然，他觉得自己是个英雄般的忧郁症患者，还很乐于接受这个时髦的形象，即便与此同时，他对自己还有人类会得这种病，感到特别讽刺：

> 罗：他们说你是个多愁的人。
>
> 杰：是的，我喜欢发愁，不喜欢笑。
>
> 罗：这两件事各趋极端，都会叫人讨厌。比之醉汉更容易招一般人的指摘。
>
> 杰：发发愁不说话，有什么不好？
>
> 罗：那么何不做一根木头呢？
>
> 杰：我没有读书人的那种争强斗胜的烦恼，也没有音乐家的那种胡思乱想的烦恼，也没有官员们的那种装威作福的烦恼，也没有军人们的那种侵权夺利的烦恼，也没有律师们的那种卖狡弄狯的烦

恼，也没有姑娘家的那种吹毛求疵的烦恼，也没有情人们的这一切
种种合拢来的烦恼。我的烦恼全然是我自己的，它由各种成分组合
而成，从许多事物中提炼出来，那是我旅行中所得到的各种观感，
因为不断的沉思而使我充满了十分古怪的忧愁。①

　　杰克斯描述了各种类型的忧郁症，其中许多类型都记录在了
医学文献里，但他又接着说，自己"十分古怪"的忧郁是独一无二
的。按照体液理论的话，这确实没什么问题。如今，安德鲁·所
罗门（Andrew Solomon）②认为自己得了抑郁症，都是因为"血清
素"（或缺乏血清素）的问题。但在文艺复兴时期，就算是人人都
能像所罗门责怪血清素一样把忧郁症归咎于黑胆汁，每个人的病情
也都是不一样的。每个人的体液平衡都有细微的差别，而且每个人
也确实有不同的生活经历。就像杰克斯提到了"旅行"，还用炼金
术来比喻忧郁症，说它"由各种成分组合而成"。在这个时期，
忧郁症虽然有很多种定义，但杰克斯着重强调了这种病是个性化
的——随着日后生物医药的发展，这个特征可能已经消失了。在后
文，通过哈姆雷特的例子，我们就能够更好地、更深入地了解，个
性化这个驱动力怎样使理解忧郁症、表现忧郁症变得更加复杂。

女性天才与苦难

　　虽然前面说了这么多，但并不是只有男性才觉得他们跟忧郁
天才有联系，也不是只有男性才能受益于这种时髦病。直到近期，

---

① 威廉·莎士比亚：《皆大欢喜》（莎士比亚经典名著译注丛书），朱生豪译，罗志野校注，湖北教育出版社1998
　　年版，第125页。

② 安德鲁·所罗门（生于1963年），美国作家，现居纽约及伦敦，作品涉及政治、文化和心理学。——译者注。

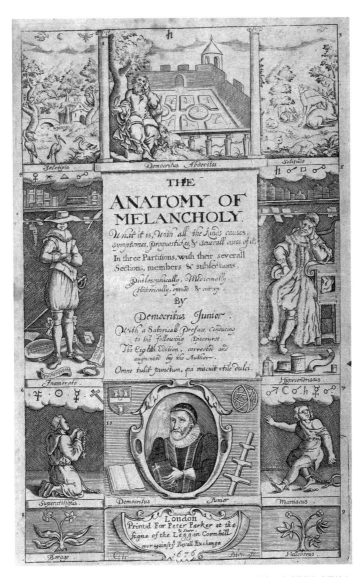

图6 一名爱情忧郁症患者。在伯顿《忧郁的解剖》的卷首插图里，左边有一个爱情忧郁症男性患者，或者说"情郎"。图里还展示了文艺复兴时期其他类型的忧郁症患者。（伦敦，韦尔科姆图书馆）

评论还是认为，在亚里士多德和费奇诺模式里，也就是有神参与的模式里，男性始终是主导，而女性遭到了排斥。但再仔细看看，我们就能发现，有很多女性作家、思想家认为她们自己是有忧郁气质的。另外，在那个年代，只要有任何女性想进入知识分子的圈子，就会面对质疑，敌视也特别严重，所以女性还会利用这种忧郁气质来说明自己的行为是正当的。

处在社会上层的人自然接受教育的机会也更多。教育把女性武装了起来，让她们有机会利用忧郁学者的那种姿态，哪怕她们实际上都不一定有什么忧郁的倾向。其中一个例子就是玛格丽特·卡文迪什（Margaret Cavendish，1661—1717年）。她是纽卡斯尔女公爵，也是一个高产作家，擅长各种题材，其中还包括自然哲学（也就是如今的科幻）。写作是男性的领地，却出现了这样一个放肆的女作家，当然会遭到攻击：塞缪尔·佩皮斯（Samuel Pepys）[1]就说她"疯狂、自负又荒唐"。卡文迪什则专心致志打造自己的忧郁形象：害羞，爱阅读，还喜欢独处。在《哲学与物理学观点》（*The Philosophical and Physical Opinions*，纽卡斯尔女侯爵著，1655年）这本书的卷首插图（见图7）里，她摆出了一副忧郁的姿态。图的下面还附了一首小诗，对此进行解释：

> 她勤勉好学而孑然一身，
> 访客熙熙攘攘，她这里却空无一人；
> 她凝视着的藏书室，
> 是她的头脑，她的思想，她的典籍。

---

[1] 塞缪尔·佩皮斯（1633—1703年），英国作家和政治家，毕业于剑桥大学。——译者注。

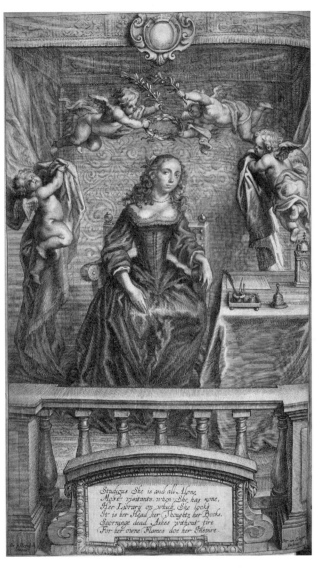

Studious She is and all Alone,
Most visitants, when She has none,
Her Library on which She looks
It is her Head her Thoughts her Books.
Scorninge dead Ashes without fire
For her owne Flames doe her Inspire.

图7 纽卡斯尔女公爵，玛格丽特·卡文迪什。在这幅《哲学与物理学观点》（1655年）的卷首插图里，她把时髦的男性忧郁知识分子形象用在了自己身上。（经剑桥大学圣约翰学院院长与研究员允许）

她蔑视那不再燃烧的死灰，
因为她内心的火焰就足以带来光辉。

毫无疑问，女作家觉得抑郁，理由是很充分的。因为即便生活里确实经常有人鼓励她们开展学术活动，还是总有人敌视她们，反对她们的研究。佩皮斯的反应就很能说明这一点。但在这幅画里，卡文迪什借用了某种"精神错乱"的形象，但实际上用这个来证实自己是杰出的知识分子。她还模仿了别的插图里忧郁学者的样子，一个人坐在屋里，旁边再摆上文房用具，比如书桌、羽毛笔、墨水、书本。很显然，这幅画就是一种角色扮演，不过醉翁之意在于表明自己肚子里真的有墨水。女性利用了新柏拉图的思想和彼特拉克的理念，表明自己是理性的，或者"把自己那种相思的感情，说成是天才一样的幻觉，激励着她们进行伟大的探索"。除此之外，她们还觉得忧郁症对男性有破坏性，使他们女性化。而且再回过头从盖伦学说的角度来看，他们得忧郁症是因为精子留滞。后面我们会看到，在接下来的几百年间，女性知识分子在不断努力，通过忧郁天才开辟出来的新世界，探索表达自己的可能性。

虽然和其他学说一样，盖伦的体液说也可以被男权制度拿来给自己服务，但这个学说又一次兴起，也给女性提供了机会：她们可以说自己体内也有黑胆汁，也可能受到它的积极影响，富有才华，而不是只能做个头脑不清醒的女巫。一直以来就有人说，亚里士多德模式把女性给排除出去了，但这个说法没有注意到盖伦和体液在构建忧郁症方面也很重要。无疑，很多女性因为无法接受教育，而不能走进忧郁学者的圈子，但考虑到女性的体液比较干冷，这就表示她们也可以是忧郁质。中世纪的木版画在表现忧郁的时候，一般就会用绝望的学者或未婚女性的形象。从这个情况来看，新科学都诞生了，卡文迪什才登场，可以说是很晚了。在这个时期，哈维（Harvey）提出了血液循环学说，再加上一些其他的发现，四体液说被逐步推翻，但大众插画花了很长时间才追赶上这个前进的步伐。医疗层面的进展确实同样滞后。在医学领域和更广泛的文化当中，扭转体液理论和清除体液这种做法，花了相当漫长的时间，令人意外。

有人说，对女性忧郁症的积极看法，要追溯到17世纪。那个时候，出现了一种和女性生殖器官紊乱相关的新型忧郁症。但是，我们纵观忧郁症的历史，再看看之后抑郁症的历史，就能发现，一直以来，无论性别差异怎么描述，都是根据人对身体认知的发展而变化的，而且这种差异还被用来驳斥男女心智平等的观点。就连忧郁症百科全书的作者——伯顿，都觉得忧郁症是男人的病。在他的书里，女性的忧郁症只占了一个章节——"尼姑、侍女、寡妇忧郁症的身心症状等"。而且该章节甚至都不在1624年的原版里，只是收录在了1628年的增订版。就这样，女性和她们（欲求不满）的子宫紧紧地捆绑在了一起。子宫就是混乱的源头，使女性患上了一种特殊的忧郁症。尽管这样，女性还是奋起抗争，克服障碍，直面文艺复兴时期据说把她们排斥在外的男性天才理念，用自己的智慧发起攻击。

不过，忧郁症对女性来说，是福也是祸。就像凯瑟琳·霍奇金说的，我们要分析女性怎么去应对忧郁症，就要考虑其中涉及的各种观点。1610年左右，牛津郡的迪奥尼斯·菲茨赫伯特女士完成了自传手稿《精神匮乏者或良心饱受折磨者的实例解析》（*An Anatomie for the Poore in Spirit, Or, the Case of an Afflicted Conscience layed openby Example*）。在这本书里，她尝试说明，自己在宗教上的挣扎并不是"忧郁症，或者说我也不知道大脑到底出了什么问题"。这两者不是一回事。她还觉得必须要说明自己得忧郁症是有充分理由的，这一点非常重要。在她心里，存在两类人：一种是忧郁的疯子，比如宗教忧郁症患者；另一种是上帝精心挑选的人，经受着他必须经历的善与恶、上帝与魔鬼的冲突。她颇费了一番工夫，帮助虔诚的读者区分这两种人。其中的差异就是，虔诚的人往往谦逊、自责，而邪恶的疯子总是大声责备别人。

至于现实中对女性的治疗，即便在医学用语里，女性在忧郁症方面好像被置于不利的地位，但医学可能还是敌不过宗教。事实上，忧郁症可能需要宗教和医学治疗双管齐下。实际治疗中，两种手段也一起上阵，确保面面俱到。人们也并不认为宗教和医学治疗（从古希腊罗马时期开始就没有太多改变）相互排斥。在这些情况下，玛格丽特·卡文迪什那些人模仿的样子，也就是受到启发的费奇诺式天才，并不是主流观点，反而是盖伦的体液说和忧郁症患者所在的宗教团体推动的治疗占据了主导地位。

哈姆雷特：忧郁症患者的模板

在文艺复兴时期，说起现实世界里的忧郁症患者，可能要数罗伯特·伯顿最有名，而到了文艺作品里，哈姆雷特这样一个优秀的忧郁症患者成了后世的模板，就像奥菲莉娅是相思女性的代名词一样。她饱含热烈的情欲，又有处女般的贞洁，最终却结束了自己的生命。很多人都写过哈姆雷特，写过他和两种忧郁症模式的复杂关系。他一方面继承了更加严肃的盖伦理念，一方面又体现出费奇诺和亚里士多德的天才忧郁症模式。很明显，不管我们有没有把莎士比亚神化，哈姆雷特如此有名，都要归功于莎士比亚的才华和文笔，可以通过戏剧角色刻画人性的复杂。在莎士比亚塑造的角色里，哈姆雷特是最成功的。

当然，我们知道哈姆雷特不是活生生的人，而只是个虚构的形象。但莎士比亚在他身上集合了各种忧郁症的观点，不仅对当时那个时代有重要意义，还对后世产生了影响。这里并不是说莎士比亚的作品"永不过时"，而更多地是说，他塑造的忧郁症形象对西方文化和忧郁症本身一直都有重要意义。同时，我们怎么去看待在忧郁症之后登场的抑郁症，也受到他的影响。

在《哈姆雷特》开场，哈姆雷特处于费奇诺模式，是一个忧郁的学者。虽然他参照《皆大欢喜》中的杰克斯，演了一些老套路（幻想破灭的学者、挖苦别人的人、厌恶女人的人、政治不满分子、忧郁的爱人、疯子），但他真的很忧郁。忧郁的世界普遍存在，他的忧郁一部分就来源于此，这种世界观也非常符合悲剧这种体裁。同时，悲剧里没有宗教赎罪，也没有什么宗教忧郁症，因为上帝并不存在。就算是上帝真的出现了，也往往是个图谋复仇的神，既不会饶恕纯真的处女，也不会放过品行端正的学者。当然，就像这部戏最初的标题暗示的，哈姆雷特本人成了主要的复仇者。

哈姆雷特话多，爱思考，爱质疑（整部戏里他的台词和独白最多）。他发出质问：在腐朽、虚伪的环境里，人性到底应该处于怎样的位置？的确，这个问题关乎"生存还是毁灭"。然而，悲剧里根本容不下费奇诺那种乐观，而盖伦说黑胆汁燃烧身体，又削弱了哲学、语言和宗教崇高的力量。这就是土星坏的那一面：哈姆雷特头脑聪明，有超凡的天赋，而且他道德感强，不仅仅是"装模作样"掩盖虚伪的那一套社会礼仪。但是，当他看着手中约里克的头骨陷入沉思时①，我们就能发现，面对俗世的凡尘和死亡，他也超脱不了。

不断成熟的理念

通过这一章抑郁症的传记，我们可以看到，这个理念在不断成熟，而它成长的世界既熟悉又陌生。熟悉，是因为各阶层的男男女女都会有抑郁、悲伤和焦虑的症状；陌生，是因为我们不熟悉他们解读症状的方式，不熟悉他们如何理解这些症状又是怎样衍生了别的症状。在这段漫长的时期里，尽管和现代症状有些相似的地方，但文化从整体上对身心层面医学的理解，在我们当代的世界观看来，还是非常陌生的。哈姆雷特这个文学人物就很能说明问题：看起来，他就是个抑郁的人，但从他的抑郁里，我们能看到亚里士多德、柏拉图、费奇诺、盖伦、占星术、体液学说、人文主义、炼金术等各种理念。忧郁症怎么发病、有什么生理表现，又怎么治愈，都是很复杂的问题。但这个时期的人们用自己的方式与它对抗，取得了属于他们的成就。

接下来，我们将离开体液的世界，告别魔法、迷信和玄奥的学说，走向新科学时代。也许我们的步伐不快，但我们也将最终走向我们生活的世界，走向现代生物医学的世界，形成对抑郁症的全新理解。

---

① 约里克是一个宫廷小丑，在老哈姆雷特王在世时曾经活蹦乱跳，如今却化为一具骷髅，而且被从墓穴中毫无尊严地挖掘出来，就像是一个死亡的警告，体现出生命无常在瞬间带来的生死幻灭，象征着死亡无可避免。——译者注。

第三章

从坏脾气到敏感性

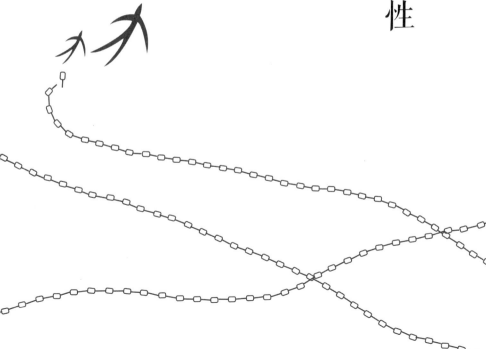

我感到我的诗句腐朽了，紧凑的韵律也松散了。

通过你的黑疸，我看到世间万物

都如你一般黑暗可怖。

我的诗行遭到抨击，我的职业也被看作

无用的愚蠢之举或狂妄之下的过错。

温奇尔西伯爵夫人安妮·芬奇（1661—1720年），

《坏脾气之品达颂歌》

在这首诗里，安妮·芬奇（Anne Finch）既写出了抑郁的痛苦，又描写了作为一个女诗人的压力。不管她写得多么高贵，文艺复兴时期易怒又忧郁的哈姆雷特们，还有轻生的奥菲莉娅们，基本上还是统统让路，让位给了启蒙时代新的忧郁症患者，他们的同情心更强。渐渐地，忧郁症变成了神经紊乱的一个方面。在英国，忧郁症这个特征更是定义了英国文明、英式生活，还有英国气候，成了大众说的"英国病"。悲伤和焦虑这两个核心症状还在，但在新的医学认识体系和社会环境下，忧郁症的表述也发生了变化。医学方面，出现了关于人体构成和运转的机械论，同时社会环境也明显变得更加世俗了。跟牧师比起来，医生在社会里变得更加重要。医生能够引领患者，和灵魂的暗夜作斗争。在文艺复兴时期和中世纪，这曾经是忧郁症的一部分。不过伯顿的那本《忧郁的解剖》，在我们现在看来，就是一本怪书（但约翰逊博士是个例外，因为他觉得书里写的宗教忧郁症，也是他自己面临的问题）。

就像文艺复兴时期和古希腊罗马时期一样，启蒙时代也至少存在两种忧郁症，还相互对立：一种是严重的抑郁，另一种要缓和、积极一点，逐渐和天才还有英雄主义联系了起来。这些传统的抑郁症表述，又一次改头换面，对患者产生了新的影响。

新科学与新理解

17世纪末，医学界对忧郁症有了新的理解。随之而来的问题就是应该怎么定义这种病，怎么给它命名："那种病态的抑郁原来叫忧郁症。在安妮女王那个时代之前，就基本上让疑病症、坏脾气、癔病和病气这四个名字给取代了。它们指的都是一种病。"甚至连癔病（歇斯底里）都不再专属于女性了，而是更多地合并到了忧郁症里。为什么会这样呢？

这个问题有一部分答案，就在于我们现在说的新科学的崛起。普遍来说，在文化层面，出现了一股推动力，驱使人们直接研究自然，而不是把古人的智慧照单全收，这使得医学和科学领域取得了进展。托马斯·威利斯（Thomas Willis，1621—1675年）①按照忧郁症的一般定义——"胡言乱语，但不发热，也不狂怒，同时还伴有恐惧与悲伤"，把忧郁症分成了两类：第一类患者属于完全谵妄，"不能如实地判断任何事物"；第二种患者属于部分谵妄，在一两例患者中可能会出现判断"失误"。在《两篇关于禽兽灵魂的论述》（*Two Discourses Concerning the Soul of Brutes*，1672）里，他彻底推翻了体液理论，明确反对"忧郁症确实源于忧郁体液"的观点。

威利斯本人是化学医学派的，就是那个让炼金术逐渐变成化

---

① 托马斯·威利斯，17世纪英国著名的神经解剖学家，著有多部医学著作，其中最著名的是1664年出版的《大脑解剖》（*Cerebri Anatome*）。——译者注。

学的学派。他觉得，人体内的基本化学成分（就是当时的人认为存在的成分）会决定一个人是健康还是生病。人会得忧郁症，就是因为动物精气出现了问题。在健康状态下，动物精气"透明、纤巧又明晰"，但在忧郁症患者体内，动物精气变得"模模糊糊的，又厚重，又黑暗。所以这让人看到的东西就好像是在阴影里，或者是黑洞洞的一片"。

人们认为，动物精气有点像"某种化学液体"，通过血液运输到身体各个部位，包括大脑。但如果脾脏的发酵功能失灵，导致动物精气里的神经液没发酵好，变得像醋似的，接着又随坏血输送到身体里，那就可能会腐蚀大脑。脾脏也就成了忧郁症的源头。虽然威利斯还是用了盖伦体液说的"humour"这个词，但在威廉·哈维发现心脏可以向全身泵血以后，这个词现在指的是以血液为代表的体液。以前的四体液（humour）仍然存在，但再也不是高高在上、主宰健康与疾病的主了，反而变成了血液产生的废物。

威利斯的化学医学派没有强烈地撼动传统的治疗方法，还是用催泻、放血来清除体内可能有害的物质。而到了18世纪，最有名的要数时兴的温泉疗法了。这种疗法来自新教，新教的观点认为温泉水里含有铁，还有各种矿物质，能强化神经液。他们还觉得，天主教说自己的温泉水里有神奇的力量，纯粹就是迷信。那时候，人们还会喝有铁元素的补品，也是为了增强动物精气。

化学医学派只是在17世纪末昙花一现，宣告了非体液（non-humoral）的新思想即将到来。到了18世纪初，新的机械论哲学和医学理论影响了忧郁症的概念。在机械论原则里，有一些水力相关的概念。哈维发表了关于血液循环的著作以后，水力概念更是很快吸引了人们的关注。阿奇博尔德·皮特凯恩（1652—1713年）曾在莱顿担任教授，是当时苏格兰最为权威的医生。他认为人体是个管道系统，负责把血液和血液里的营养素输送到相应的部位。如果人得了病，那就说明有什么部位在循环上出了问题：体内的管道堵塞，会使腐败的物质累积，然后腐烂。在他看来，要是大脑里血液积在一起，变得越来越稠，越来越厚重，直到超过了正常水平，那么血液就会流得更慢，从而产生一种抑制作用，让动物精气接收不到大脑活跃的"震动"，最后导致忧郁症。

弗雷德里希·霍夫曼（1660—1742年）是哈勒—维腾贝格大学的教授，在全欧洲都十分出名。他也关注体液在全身的流动，不过，他还提出了发酵这个观点，从而对化学医学派产生了一定的影响。在18世纪上半叶，他的观点很有影响力。他觉得忧郁症是因为大脑里面有坏血，或者血量太多。而导致这种循环不畅和停滞，是因为患者"由于长时间悲伤或恐惧、陷入爱情、房事过度、生病、烈酒喝得太多或者吸毒，使大脑变得虚弱；由于过分生气、所处环境寒冷、排血不畅、有疑病症、因为生病长期卧床，使血液异常涌入大脑；或者由于吃饭油腻、久坐不动，或其他原因，使血液变得粘稠"。忧郁症表现出来的症状就是又害怕，又伤心，但没什么理由；有谵妄的症状（"心里想的，嘴上说的，都歪曲了理智"），但又不发热。躁狂症看起来和忧郁症联系密切，后来按照霍夫曼的判断，躁狂症是更加极端的忧郁症。

伟大的荷兰医生赫尔曼·布尔哈夫（Hermann Boerhaave，1668—1738年），也推动了牛顿的机械论哲学在医学领域的应用。按照这个理论，人体是一台水压机，需要坚固的管道和网络，把各种体液装在里面。在此基础上，再部分参考旧的微粒理论，可以得出体液由粒子组成，而粒子又可能以不同的方式混合。至于怎么混合，依据的还是机械原则，甚至也有化学原则，虽然布尔哈夫本人不是化学医学派的。同时，他和霍夫曼的想法一样，觉得黑胆汁是一种"粘稠、发黑、油腻、还带有土臭味"的淤血，使正常的血液循环变慢了。

忧郁症有三个阶段。在第一阶段，它通过血液影响整个循环系统，引发各种症状，比如"食欲减退、身体消瘦；伤心；喜欢独处；所有精神疾病都更加严重，还拖得久；对其他事情都漠不关心，而且懒得活动"。但这类人又有一个很明显的矛盾：他们往往"面对各种研究工作或者劳动，都非常认真努力"。

第二阶段叫作"季肋部疾病"（疑病症），又叫"坏脾气"。发病是因为血液里的黑胆汁和其他废物变得更加浓稠，又被迫流入了"季肋部血管"，在血管里淤积。到了这个阶段，季肋部感受到了更加强烈的症状，包括呼吸困难，而且"尤其是吃饭喝水以后，总是觉得沉重、痛苦、发胀"。

第三阶段，是真正的"黑胆汁"忧郁症，因为阻塞在季肋部的物质又进一步腐烂，涌入了血液里。现在，身体所有的机能，尤其是大脑，全都受到了影响。

虽然机械论哲学对医学产生了很重要的影响，怎么强调都不为过，但在18世纪下半叶，它也遭到了质疑，得到了修改。通过深入研究电，人们对身体机能，还有开发新疗法的潜力有了新的认识。卫理公会派创始人约翰·韦斯利（John Wesley，1703—1791年）还用自己发明的电气设备（见图8）在会众身上做了实地测试。在这个转变

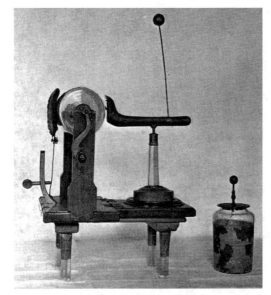

图8　18世纪有关电的发现，给激活忧郁症患者的生命力带来了希望。卫理公会派的创始人约翰·韦斯利在发明创造方面很有天赋。图中是他为治疗忧郁症而设计的电机。（伦敦，韦尔科姆图书馆）

里，阿尔布雷希特·冯·哈勒（Albrecht von Haller，1708—1777年）是个重要人物。他做了实验，研究神经系统的运行，并得出了一对概念——敏感性和过敏性。后来，在更广泛的文化里，敏感性这个词逐渐变成了非常流行的词汇。同时，他作为哥廷根大学的医学教授，在解剖学方面也进行了研究，这让他在欧洲享有盛誉。牛顿提出的"以太"概念进一步修正了机械论。"以太"是一种失重的液体，充斥在所有空间当中。这种媒介可能会振动、延展，使电能、磁力、热量、光线等从一个人体传导到另一个人体。比如，电就有可能激活生命力，给忧郁症患者带来新的能量和希望。

　　这个观点对医学思想有什么影响，我们可以从理查德·米德（1673—1754年）的著作里看到。理查德·米德曾是阿奇博尔德·皮特凯恩的学生，还是乔治二世的御医。在后来的著作里，他的观点不再是我们之前看到的那种纯粹的机械论，而是更倾向于认为，神经可能是实心的，也可能是空心的，但不管怎样，它都要传输一种和牛顿的以太差不多的稀薄液体。他还猜测，神经液会不会也在某种程度上带电。这个想法标志着18世纪上半叶以血管为中心的模型转变成了下半叶以神经为中心的模型。虽然人们对神经系统几乎不怎么了解，但通过哈勒和其他人，它已经变成了实验的焦点。

至于忧郁症，米德说，病因肯定是动物精气或者"活力液"发生了变化。他觉得忧郁症是"一种精神错乱"，患者会悲伤、恐惧，看到"虚幻的画面"；而另一种精神错乱，就是西伯的著名雕像展示出来的"狂怒"（见图9）。头脑里有激情，会引发身体里的问题，"造成血液和体液的混乱"。

怎么给忧郁的病症命名，一直是18世纪的一个问题。"忧郁症"作为一个术语，会让人联想到过去的体液理论，但能够替代它的统一的名称还没有出现。因此，"坏脾气"这个新术语登场了，或许它可以更加精确地描述引发忧郁症的过程。另外，人们还会根据机械论和化学理论，来解释身体出现哪些问题会导致头脑机能失调。这个解释过程里用的各种相关术语名称也会彼此竞争。甚至到了18世纪中期，亨利·菲尔丁（Henry Fielding）[1]还在《阿米莉亚》（*Amelia*）里反映了这个命名问题。这个问题广受大众关注，不过实际上，它又是个医学问题。书里的女主人公有忧郁症，布思船长对此进行了一番描述："这种病在女士当中是很常见的，但是

---

① 亨利·菲尔丁（1707—1754年），18世纪最杰出的英国小说家，戏剧家，18世纪英国启蒙运动的最伟大代表人物之一，是英国第一个用完整的小说理论来从事创作的作家，被沃尔特·司各特称为"英国小说之父"。——译者注。

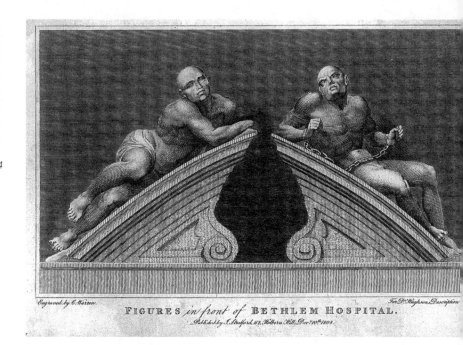

图9 凯厄斯·西伯的著名雕像《狂暴》与《忧郁》就在贝德莱姆的大门上方。这再一次反映出，人们会通过观相术这个方法来诊断抑郁。贝德莱姆，也就是伦敦的贝特莱姆医院。这个医院臭名远扬，因为它监禁精神病患者，同时又让大众进来参观，1680年。〔伦敦，韦尔科姆图书馆〕

医生们对它的名称却意见不一致。有些人称它为精神上的热病，有些人称它为神经性的热病，有些人称它为忧郁症，有些人称它为歇斯底里。"①

尼古拉斯·鲁宾逊在《绅士杂志》（1732年）发表过一篇文章，叫《关于疑病症》（*Of the Hypp*）。文章指出："过去，那种发脾气叫'忧郁症'，后来叫'病气'，再后来又变成了'疑病

① 菲尔丁：《阿米莉亚》，吴辉译，译林出版社2004年版，第122页。

症'，最后用了'坏脾气'这个名称，一直用到现在。"即便是那个时候，人们就已经注意到，大家为了省事，把疾病名称都混淆在一起，这种现象也受到了讽刺。然而，无论是医生还是患者，他们都非常重视一点：忧郁症和相关抑郁症状的地位在不断地变化。这在当时的书信、日记和教科书里都能反映出来。文艺复兴时期忧郁症留下的真空里，可能已经填满了一大堆大杂烩一样的相关术语。但为了从新的视角来理解那一连串的抑郁症状，人们还在不懈地付出巨大的努力。

18世纪下半叶，布尔哈夫不再是主要的医学权威，这清楚表明，机械论在向神经病学转变。威廉·卡伦（1710—1790年）深受苏格兰启蒙时代的影响，是该国顶尖的医学人才。他反对水力理论，而是从神经系统的角度来解释疾病和健康。他指出，所有疾病都是"神经性"的，会对神经造成刺激（可能刺激不足，也有可能过度刺激）。神经系统，尤其是大脑，如果在刺激方面，或者说实际上是应激性方面出了问题，就可能会诱发忧郁症："如果大脑的某个区域没受到刺激，或者不容易兴奋，就会影响人的记忆力；与此同时，如果大脑其他部位受到的刺激更多，或者更容易兴奋，那就可能会让人产生错误的认知，有错误的联想和判断。"神经液，又叫"神经动力"，也和牛顿的以太相似。这种物质不是直接流过神经，而是能够实现震动，或者变得"兴奋"，或者"虚脱"。这两种状态之间的平衡就能够决定一个人是健康还是生病。卡伦有一部分观点感觉有点像生机论，因为神经液可以看作是一种给人赋予生机的"生命"力，让整个人都有了活力，但在其他方面，他的观点又好像有机械论、唯物论的色彩，而不依赖于独立灵魂的概念。

这个概念是由德国医生格奥尔格·施塔尔（Georg Stahl，1659—1734年）①提出的。

在卡伦的疾病分类体系里，忧郁症是一种"部分精神失常"，是因为"神经动力的活动出现了一定程度的迟钝，涉及感觉和意志方面"，而这种迟钝又是因为缺乏神经液，导致大脑里产生了一种比较干的物质。谵妄和躁狂症（忧郁症可能演变成这两种病）则是大脑的某个区域过度兴奋，使精神机能压制了其他机能。在卡伦看来，疑病症和忧郁症有一个重大区别：疑病症的一个典型症状是消化不良，但忧郁症患者不会这样。

和我们前面讨论过的其他医生差不多，卡伦治疗忧郁症的方法也没有偏离传统的体液治疗太远。虽然理论变了，但治疗方法大体上还是保守、折中。以前用来释放有害体液的招数，比如放血、催泻、催吐，现在被用来清除血液里的废物了，只不过还会再警告一句：考虑到忧郁症患者体质弱，治疗力度不要太强。富含铁的补品可能有些用处，而且它们也更多地和温泉水联系在一起。确实，到了18世纪末，人们觉得在巴斯这样新兴的温泉圣地，和亲朋好友一起开开心心地享受，对身体是有好处的。健康饮食、充分锻炼（骑马很受欢迎）一直都是大家赞同的保健方法。人们还提倡进行一些适当的消遣活动，并且必须到欢乐的环境里，融入欢乐的人群中，通过这些方法来对抗心里的忧愁。

约翰逊博士说起自己的忧郁症的时候，用过"控驭"这个词。这引导我们越来越多地关注用更加世俗的心理方法来控驭各种精神

---

① 格奥尔格·恩斯特·施塔尔，德国化学家、医生。燃素说和活力说创始人。——译者注。

疾病。我们前面提到过非自然要素，其中一个叫"心灵的激情"，对心理方法起到了促进作用。除此之外，在17世纪，"现代心理学之父"约翰·洛克（John Locke，1632—1704年）医生还推动了心理学的兴起。毫无疑问，这也有助于心理治疗的发展。洛克向我们展示出，头脑里各种想法的相互关联是可能遭到扭曲的。另外有一部喜剧反小说叫《项狄传》（*Tristram Shandy*，1759—1769年），作者是劳伦斯·斯特恩（Laurence Sterne）①。这部小说利用了洛克的逻辑，展示出嘴上说的和心里想的难免会产生错误的关联，这就会形成每个人独特的内心。再到后来，持生机论观点的人，比如施塔尔和高布，也提出在治愈忧郁症时要关注头脑的力量，而不是身体。18世纪下半叶，按照当时普遍的文化趋势，人们开始认为，情感的生命力和理性头脑的生命力是一样重要的，这种想法有助于形成后来的浪漫主义运动。

约翰·布朗（1735—1788年）是爱丁堡的医生。他发扬了卡伦的理念，对浪漫主义文化及医学产生了巨大影响。按照他的"布鲁诺"理论，忧郁症是一种刺激不足的状态（也就是虚弱无力，而躁狂症是强壮有力，刺激过度）。经过他的推广，"应激性"这个概念一下子高高在上，变成了人类健康的主宰。这个观点简洁明了，所以很有吸引力，在广泛的欧美文化和文学领域产生了巨大影响。不过在短时间内，它作为一个医学理论的弊端就开始逐渐显现。最终，浪漫主义时期还没结束，它就销声匿迹了。布朗治疗忧郁症，主要是靠喝酒或吸食鸦片（这在他看来是兴奋剂）。这么看

---

① 劳伦斯·斯特恩（1713—1768年），英国感伤主义小说家。——译者注。

的话，他生前酗酒，诗人塞缪尔·泰勒·柯勒律治（Samuel Taylor Coleridge，1772—1834年）对鸦片成瘾，也就不足为奇。

神经医学的新理念出现以后，"敏感性"这种文化现象，还有"多愁善感"这个相关概念也随之诞生。在人们的心目中，神经是那么脆弱、精巧，像轻纱一样薄，这会让人觉得患者本人也像神经一样，是高尚的人，从生理状况就能看出他的道德品质和思维水平是怎样的。与之相反，如果消化不良，导致血管阻塞，这种想象就可能会把神经疾病患者带回到更加令人不快的现实世界里。社会医生乔治·切恩（1671—1743年）的例子就能证明这一点（见图10）。他生在苏格兰，曾经是皮特凯恩的学生，自称患有这种最新流行的神经紊乱症。他在伦敦和巴斯两个城市工作，给当时一些最著名的人物提供治疗。他最有影响力的作品就是《英国病：或论坏脾气、病气、精神低落、疑病症或癔病等各类神经性疾病……》（*The English Malady: Or, A Treatise of Nervous Diseases of all Kinds, As Spleen, Vapours, Lowness of Spirits, Hypochondriacal,and Hysterical Distempers &c...With the Author's own Case at large*，附作者本人主要病历，1733年）。切恩十分擅长跟不懂医学的人进行交流，还提倡自力更生，保证健康的饮食，贯彻养生法。因为引发忧郁症（"精神低落"），还有那本书标题里提到的其他疾病的，正是不良的生活方式。

切恩指责了引发精神疾病的身体原因。他还认为这些原因，比如饮食太差，是社会进步和文明发展的结果。这是福，也是祸。就好像18世纪的消费社会，知识水平提升了，社会进化了，财富也越来越多了，可是人们的健康在倒退。在《英国病》的序言里，他写道：

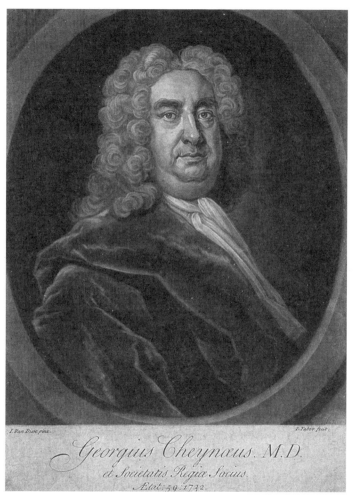

I. Van Diest pinx.   I. Faber fecit.

Georgius Cheynæus. M.D.
et Societatis Regiæ Socius.
Ætat: 59. 1732.

图10 乔治·切恩医生的画像，1732年。他是名流医生，自称患有"英国病"，并称通过严格控制饮食（吃"牛奶和种子类食物"），定期进行体育锻炼，治好了自己的病。（伦敦，韦尔科姆图书馆）

"这篇论文，我选择了这个题目，代表的是外国人和大陆上所有邻国一致向英国发出的指责。他们嘲笑神经紊乱、坏脾气、病气和精神低落这些病，还把它们叫作'英国病'。我希望他们提出的这个观点，没有那么坚实的依据。"在切恩看来，英国人身体这么差，原因很明显："自从我们的财富不断增加，航海范围日益扩张，我们就开始在世界各地大肆搜罗一切能搜罗来的东西。我们通过这些东西来宣泄，来享受奢华的生活，然后又引发了物质过剩。有钱人，还有大人物（实际上是所有负担得起的阶层），都在家里摆放着琳琅满目的精巧物件，足以勾起甚至估量最大、最贪婪的胃口。"

贪吃的英国人成功地打造了贸易帝国，但他们也正是因为贪吃，损害了自身的消化和神经系统。对这项道德指控，切恩也完全承认。他宣称，因为吃得太多，"我严重发福，身形庞大，上次称体重都超过了32石"[①]。虽然他通过"牛奶和种子类食物"这一套饮食方案成功减重，但以前的不良生活方式造成的负面影响没有就这样消失："病魔实在太顽固了。我干呕，心情低落，又特别警惕，还打嗝，还觉得忧郁……我的生活太苦了，我快要不能忍受了。"他表现出来的症状是变化多端的，既有身体上的，也有心理上的，符合当时人们理解的那种神经混乱的逻辑："到了最后，我都没办法表达自己有多痛苦。一说起来，一想起来，我都觉得害怕。我总是焦虑不安，睡不着，吃不下，老是干呕，还不停大吃。无论是白天还是夜里，都吐不出痰，排不了气，也消化不了油腻的食物。腹绞痛总是发作，嘴里、胃里都不是滋味，无论吃什么都好像变成了毒药；我感到了像忧郁症那样的害怕和

---

① 32石约为203公斤。——译者注。

恐慌，理性已经不能起到什么作用了。我身旁要是有患者、熟人待着，即使他们不是天天都在，我也会受不了，但同时，我又一刻也不能忍受孤独，时时刻刻都觉得会丧失官能，或者死去。"在服用了"慢性毒药"——鸦片，加剧了自己的"焦虑和虚脱感"之后，切恩找到了忧郁症的治疗方案——他吃素食，"这样，胃就永远也不会吃腻"，同时他还戒了酒。

切恩的养生法十分注重饮食，但为了帮助消化系统正常工作，他还直接从体液理论那里照搬了一些类似的治疗方案推荐给人们。正如前人认为，各种呕吐和催泻法能减少体内过多的有害体液，现在用同样的方法，或许也可以"使胆汁和痰液从肝脏、消化道里排出来。但由于它们相继发挥作用，消化道内部大量腺体的阻塞也一起消除了（同样，这种阻塞或者是引发了大多数严重的神经系统症状，或者是伴随着这些症状，后面这一点是很显然的），还促进了循环与排汗"。

所以，在18世纪，随着时间流逝，忧郁症的新理念和相关的疾病变成了一种奇特的混合体，有消化不良引起的身体机能失调，比较粗俗，又有神经不调谐，或者叫神经"放松"的概念，更加文雅一些。相对应的，有像切恩这样遭受了巨大身心痛苦的群体，也有神经更加纤细的天才群体，对他们的论述也更加积极。这两个群体形成了奇怪的反差，需要我们进一步探究：文艺复兴时期的忧郁症知识分子形象是如何一直延续到探讨神经、坏脾气和病气的时代？除了对忧郁症患者创造力的狂热追求，还有其他什么观点？要回答这些问题，我们就要首先来审视一下，新医学理论怎么证明忧郁症和坏脾气有正当理由成为时髦病。

时髦忧郁症

文艺复兴时期关于忧郁天才的论述，通过神经医学、精气理论不断地演变。到了18世纪，抑郁症患者形象升级，变成了饱受折磨但又受到启发的群体。威廉·斯蒂克利（1687—1785年）是伦敦医生，曾经研究过古物。他在关于坏脾气的论文里，指出忧郁症的攻击对象经常是"由于头脑聪慧、领悟力强而著称的"学者和其他群体。他觉得坏脾气是智者的疾病，医学依据是"动物精气又精细、又纤巧，能够确保迅速准确地传输感官信息，让人思维机警又敏锐。但是，也因为它纤弱，所以很容易受到干扰，从而容易造成忧郁症发作"。理查德·布莱克莫尔爵士曾经是个诗人和医生。他说，出众的智慧或才华源于"一个人体质里的特殊气质。其中既有质地均匀、得到改进的发酵物，又有大量的动物精气，在经过精炼和改良以后更加纯粹了。它们的映像，还有它们在运动时，天然就具有的活泼、明快、敏捷的特质让它们能够成为有效的工具，让头脑精力充沛地运转"。纯粹、精炼、活泼、明快——我们看到这些词，不会马上就联想到抑郁的人，但面对这个显而易见的矛盾，医学理论做出了自己的解释。

"坏脾气"病也"是一种特殊体质。这是因为动物精气在某些积极物质的作用下，受到了刺激、激活和精炼，而且程度上要高于别人"。因此，坏脾气"实际上是一种非常慷慨的体质。它让患者有了敏锐活泼的想象，给了患者大量的精气，让他又上升了一个层次，超越了普通人"。布莱克莫尔赞同亚里士多德的平衡观点，但把体液换成了神经："因此，体质里天生就有些脾气的人，领悟力都很出众，想象力也超凡活跃。这是个普遍现象，这个观点也是公允的……"对布莱克莫尔而言，动物精气对健康和智慧都至关重要。动物精气过度精练，才产生了忧郁症，诞生了天才。但如果这种高度精练的动物精气太多，就会导致智慧或者脾气过盛，反过来又让人精神错乱。忧郁的人和有才的人，"往往接近精神失常的状态"。

同样地，人们还认为，忧郁症患者的纤维，也就是神经系统之外身体内坚实的部位，是有活力，有弹性的。这种状态的纤维能对最微弱的感觉迅速做出响应，所以人们认为它可以决定一个人能不能成为诗人，还有知识分子。比如，尼古拉斯·鲁宾逊认为，坏脾气病的患者"生来就有敏锐的理解力……他们的头脑构造精细，有助于他们思考……"难怪诗人德莱顿（Dryden）写道，

　　天才与疯子相伴相联，
　　彼此相隔仅细细一线。

因此，前面说的亚里士多德宣称的忧郁症观点，在18世纪又由医生进行了修正，"解释了产生疯子和蠢人的同一个生理过程，又怎样使一代诗人和学者诞生"。

然而，医学没有和其他的论述相割裂：和过去的历史时期一样，上层男性精英还是这种高尚说法的第一批受益人。但社会里的其他群体，包括女性和下层社会的人，也会利用抑郁天才的概念。像乔治·切恩，还有瑞士医生萨穆埃尔·奥古斯特·蒂索（1728—1797年）这样知名度较高的医生认为，忧郁症是文明发展、精英进化的结果。萨穆埃尔·蒂索曾写过一篇文章，题目是《关于时髦人

所患的病症》（*On the disorders of the people of fashion*，1766年）。文章里说，时髦人因为过着现代的、"文明的"生活，容易患上忧郁症和相关的疾病。"上等公民"（无论男女）"都厌恶简单纯粹"，这让他们得了"许多田间地头从没见过的病，而且这些病还在上层的奢靡生活里很流行"。"劳动者们"神经和纤维都比较粗糙，排汗稳定，上层阶级却身心虚弱。在他们的"生命历程"里，"没有什么有助于支撑生活的事"，因为他们没有做任何有意义的工作。所以，这些"闲散的人们"依赖"持续的挥霍浪费"，"来对抗这种懒散的生活里难以忍受的乏味"，还"通过娱乐活动打发时间"。这种闲散的生活方式必然会导致身心紊乱。

忧郁症要受到时髦精英的追捧，有一点很重要：不应该再把忧郁症等同于宗教问题，或者至少也要把宗教教徒替换成别的人群。有很多人争论18世纪到底有多么世俗，公平地说，整个18世纪，在不同的社会群体内部，宗教狂热程度都不一样。就像罗伊·波特说的，让精神紊乱独立于上帝，不把它看作上帝的启示（如莎士比亚笔下聪明的傻子），或者独立于魔鬼，不把它看成对罪行的惩罚，才清除了这种疾病背负的道德污名。虽然在文艺复兴时期，有世俗思想和人文主义者美化天才的先例，但就像伯顿的《忧郁的解剖》里面体现的那样，强烈的宗教元素仍然是一个阻碍，让启蒙时代新的神经性忧郁症至少在形象上很难扩大普及范围："脱离了邪恶的人，还有粗俗的人的污染，精英就能沉溺在自己的本性里，随便摆弄自己那些奇特的心理和情感特质，最后还把它包装成了迫切的文化需求，就像人需要具备艺术才华、细腻的感情、崇高的品格，或渴望成为'与众不同之人'。就这样，神经紊乱优雅变身，跻身上流社会。"我们必须得记住，忧郁症可能会演变成精神错乱。不过，在忧郁症大量或轻或重的症状里，精神错乱只是最严重的一个极端。

过去人们认为，从体质上说，女性的神经比男性更加精细。不过到了18世纪末，因为敏感性的风潮和敏感性的文化的存在，男性也会因为神经系统过度敏感，常常给他们传输压抑的信息，而使他们受到巨大的影响，让他们晕厥、流泪、生病。至于女性的子宫，还是和之前几百年一样，被视作紊乱的源头，需要进行调节。在伯顿那个时代，人们认为癔病是因为子宫利用不足或者过度利用而产生的。但即使是这种病，到了18世纪初，也被看做了另一种形式的疑病症。托马斯·塞登海姆表示，"男性的疑病症，在女性身上（我们叫）癔病"，而且无论是男性还是女性，得病都是因为动物精气紊乱。的确，人们还在编造理由，把不理智的女性和理智的男性区别开来。讽刺作家伯纳德·曼德维尔（Bernard Mandeville，1670—1733年）就通过他笔下的一个角色之口说："女人一个小时的激烈思考消耗的精气，比男人六个小时还要多。"这样的观点不是说完全没遭到质疑，但在大众读物和在医学文献里还是非常普遍的。然而，考虑到女性在做人生选择的时候，面临着广泛的文化上的束缚，时髦忧郁症的这种抑郁症状或许能起到一些激励作用。

和之前几个世纪一样，各种各样的女性，尤其是有财力、有地位、能接受教育的女性，既能够利用之前关于忧郁症患者的创造力的论述，又能利用神经更加纤细的敏感性这个新概念——敏感性也是导致抑郁的原因。从文字描述来看，安妮·芬奇、玛丽·沃特利·蒙塔古夫人、伊丽莎白·卡特、夏洛特·史密斯等女文人都患有抑郁性的心理疾病——希瑟·米克在她写的一篇文章的标题里，用了歇斯底里这个词来概括她们的性格，但她们的悲伤和焦虑的症状和我们这个时代的抑郁症有非常紧密的联系，而且在她们那个时代同样可以叫作忧郁症。抑郁，常常伴随着很多让人眼花缭乱的身体症状，通常都是心理压力造成的。

本章开头提到的温奇尔西伯爵夫人安妮·芬奇，是启蒙时代早期的一个女文人的例子。她既认识到自己的病情很严重，又知道这种病可能会给她带来社会和文化方面的优势。芬奇小的时候父母就去世了，似乎就是因为这个原因，她一辈子都受抑郁症的困扰。作为一个才华横溢的诗人，芬奇在《悲伤赋》（*On Grief*）、《入睡》（*To Sleep*）以及《写于唐桥井之片段》（*A Fragment Written at Tunbridge Wells*，她当时在唐桥井寻求治疗）等诗歌作品里，描写了她面对所谓的"坏脾气"而进行的抗争。此外，政治事件曾引发过她的抑郁：她有一个好友，是莫代纳的玛丽王后。在王后遭到废黜时，她的抑郁症就严重发作过。

芬奇最著名的一首诗是《坏脾气之品达颂歌》（*A Pindaric Ode on the Spleen*），无论在当时还是现代，都被广为收录。这首诗最初写于1694年，那个时候，她经历了一次严重发作，又恢复了过来。诗里大部分的诗句都用了负面的词汇来描述变化多端的抑郁症。有时，它像一片"死海……表面风平浪静，内心是无用的激荡"，有时又"不禁令人恐惧害怕"：

> 你的阴影侵入睡眠，不断扩散，
> 你那黑暗的恐惧笼罩着静默的床畔，
> 使预兆之梦充斥于忧郁的心间。

虽然芬奇的诗大体上比较世俗，但她援引了一个基督教故事：罪恶和死亡让身心疾病进入了人间。于是，抑郁症也象征着堕落，从理想的身心和谐，变成了撒旦带来的混乱的象征。在诗中另一处，她也提到了宗教：宗教"应为这尘世间予以启迪"，但却因为坏脾气，而陷入"黑暗与混乱/还伴有焦虑的怀疑与无尽的踌躇，令人忧烦"。

忧郁症有各种各样的状态，体现它的并不是只有芬奇一个人。而且很显然，诗人常常会有意地展现出抑郁症症状更加缓和、更加倾向于创造性的一面。托马斯·格雷（Thomas Gray，1716—1771年）曾写下英国文学史上最著名的一首忧郁诗歌——《墓园挽歌》（*Elegy written in a Country Churchyard*）。他明确地划分出两类忧郁症：

> 你要知道，我患上的，是一种白色忧郁症，或者说大体上是"白胆汁"。在这种状态下，我虽然不怎么大笑，也不跳舞，甚至都不能说我感到了快乐和愉悦，但这种状态很好，很放松，只剩下了自娱自乐……它唯一的缺点就是死气沉沉的，总让人时不时地觉得有点无聊……但另外还有一种，是黑色忧郁症，我也不时地感受到它的影响……病魔让人认为，不，让人对所有没法办成的事都深信不疑，这样它就只能让人恐惧；同时，另一方面，它还排斥了最有可能实现的希望，和一切让人开心的事，让人对这些都视而不见。愿主拯救我们脱离这病症！因为只有他和阳光才能拯救我们。

格雷对比了"白色"忧郁症（白胆汁）①和"黑色"忧郁症（让人联想到真正的抑郁里涉及的古老的黑胆汁和那种黑暗）：白

---

① leuchocholy（白胆汁），为 leucho（白色）+choly（胆汁），与 melancholy，即 melan（黑色）+choly（胆汁）相对。——译者注。

色忧郁症那种"状态很好，很放松"，有点让人愉悦，但黑色忧郁症让人绝望，或者说，会让人丧失希望与信念。两者共存，是18世纪也是其他时期的一大特征。从上面格雷的书信中不难看出，他因为"黑色"忧郁症而受到折磨。他感到绝望、焦虑，对自己作为一个理性的人这种认知产生了怀疑。

忧郁症的社会性

在整个18世纪，虽然时髦忧郁症广受各类作品的关注，但它仍然会带来十足的痛苦。而且，这种病本身，包括自杀的人完全丧失希望这种情况，也需要得到严肃认真的思考（不过即使是自杀现象，也至少在当时实现了理论上的普及）。

不同的社会群体患上忧郁症，是因为承受了不同的压力。其中有些在当时得到了认同，有些却没有。例如，女性面临着怎样的限制，就在18世纪末玛丽·沃斯通克拉夫特（Mary Wollstonecraft）的文字里反映出来。实际上，她的抑郁症也是一种体现。前面我们提到安妮·芬奇的女诗人的身份问题。此外，诗人玛丽·琼斯（1707—1778年），约翰逊博士的朋友，还以一个"逃离疯狂之人"的身份，在诗里绝望地描述了女性的命运。小说家萨拉·斯科特（1720—1795年）也在《千年圣殿》（*Millennium Hall*）里描写了忧郁症，并把它和女性的境遇联系了起来。她同情奴隶，并和沃斯通克拉夫特一样，认为奴隶和女性同病相怜，都受到了白人男性的压制。在斯科特的《乔治·埃利森爵士传》（*History of Sir George Ellison*）里，奴隶承受着"精神上的压抑"，但在他们得到帮助，重获自由以后就烟消云散。西奥多·帕森斯在他的《奴役非洲人之合法性的法医论》（*A forensic dispute on the legality of enslaving the Africans*）里，认为奴隶精神抑郁，是可以理解的。而且他们因为这种堕落，因为得了忧郁症，也很难接受任何形式的教育。所以，看起来以为是天生的愚钝，实际上却是抑郁。在我们看来，这类观点可能是显而易见的，但在18世纪，它却只是在社会学层面缓慢形成了一种构想。人们一直都愿意认为，犯了罪，或者精神失常，就是个人的道德有问题（同样，一个人行为端正，有理智，就是个人品德好）。应当注意的是，不一定总是由男性引发女性的精神疾病：朱迪丝·马丹（母姓考珀，1702—1781年）是个诗人，她在伟大诗人亚历山大·蒲柏（Alexander Pope）的建议下开始写诗，来对抗反复发作的抑郁。同时，她也是著名的宗教忧郁症诗人威廉·考珀的姑妈，而且有可能对威廉产生了影响（或许是遗传上的，也或许是别的影响）。

就像今天一样，经济问题也曾经是引发抑郁的一个原因。在个人领域有一个著名例子，是德文郡公爵夫人乔治亚娜·卡文迪什（1757—1806年）。这名贵妇过着奢华的生活，却也背负巨额的赌债。在18世纪的小说里，因为家庭债务而忧郁、患病的角色随处可见。上层社会里，家产通常由男性负责，但女性也可能会因为抑郁而陷入痛苦。她们如果丧失了丈夫提供的经济保障和社会保护，处境就会尤其艰难。同样，无论是在现实里，还是作品里，类似于1720年"南海泡沫事件"的早期宏观经济灾难，也会让人忧郁，甚至自杀。医学博士约翰·米德里夫爵士写过一份报告，报告的标题就道出了这个现象：《坏脾气与病气观察报告：包含自南海公司及其他公有股崩溃后悲惨陷入忧郁症的各阶层男女病例（从雄心高管到普通股民）》（*Observations on the Spleen and Vapours: Containing remarkable cases of person of both sexes and all ranks from the aspiring directors to the humble bubbler who have been miserably afflicted with these melancholy disorders since the fall of the South Sea and other public stocks*）。米德里夫在报告中写道，这次股市崩盘以后，他接诊的抑郁患者人数有所增加，他还描述了大量病例。作家尤斯塔斯·巴杰尔（1686—1737年）就是受害者之一。他负债累累，又因为被控犯有伪造文书罪，最终结束了自己的生命——1737年，他在伦敦桥下从一条船上纵身跃入水中，并留下了著名的遗书："小加图做过的事，艾迪生也同意的事，是不会错的。"[1]

　　忧郁症囊括方方面面，但自杀这个方面一点也不时髦。有人认为，因为抑郁，导致绝望，又因为绝望而自杀，这在一定程度上就是英国病，因为英国的气候会引发忧郁。抑郁自杀的名人，包括纽卡斯尔作家、道德家与诗人约翰·"埃斯蒂马特"·布朗（1715—1766年）。[2]此外，"打谷"诗人斯蒂芬·达克（1705—1756年）也是一例。他因为蔑视阶级的传统而声名鹊起，当上了牧师，却因为成名承受了极大的压力。最终，他陷入了抑郁，走上了自杀的道路。不过，随着18世纪日益世俗化，人们的态度发生了转变。抑郁哲学家大卫·休谟（David Hume，1711—1776年）[3]在《论自杀》（*Essay I,*

---

[1] 小加图，全名马尔库斯·波尔基乌斯·加图·乌地森西斯（Marcus Porcius Cato Uticensis，公元前95—公元前46年），罗马共和国末期的政治家和演说家，因自杀身亡。艾迪生，全名约瑟夫·艾迪生（Joseph Addison，1672—1719年），英国散文家、诗人、剧作家以及政治家，是尤斯塔斯·巴杰尔的表兄。他于1712年创作新古典主义悲剧《加图》（*Cato, a Tragedy*），该剧目于1713年首次演出。——译者注。

[2] 埃斯蒂马特，为estimate音译，他因自己最为著名的作品《时代风俗与原则评估》（*An Estimate of the Manners and Principles of the Times*）而得到Estimate的绰号。——译者注。

[3] 大卫·休谟，苏格兰不可知论哲学家、经济学家、历史学家，被视为是苏格兰启蒙运动以及西方哲学历史中最重要的人物之一。——译者注。

On Suicide）里就反驳了传统的基督教理念。他认为，自杀不是违背了上帝训诫的罪行。可即便如此，真正在社会上实现这一转变还是过了很长时间，而且受到影响更多的还是社会上的非传统群体。

自杀要想时髦起来，前提是它得能够证明自杀者思维细腻，有出众的敏感性——这种观点在18世纪下半叶受到了更多人的认可，直到浪漫主义时期也是这样。同时，和传言相反，自杀也不仅仅是纯粹的英国病，在别的地方，它还是种流行的时尚。玛丽·沃特利·蒙塔古夫人就指出，在18世纪中期，自杀在意大利风行一时。此外，在歌德（Goethe）的作品《少年维特的烦恼》（*The Sorrows of Young Werther*，1774年）里，主人公维特也是最终走向了自杀。维特敏感、有才，却在爱情中受挫。自然，他的悲剧结局至少引发了理论风潮的转变，转向了自杀比较时髦这样一个理念。不过，人们还是在继续讨论，歌德的小说究竟对欧美自杀率造成了多大的影响。再来看英国这边，有一位年轻诗人托马斯·查特顿（1752—1770年），性格非常细腻敏感。他本来非常有前途，却（据称）自杀身亡，英年早逝，这淋漓尽致地刻画出这个残酷的世界对他在精神上的无情碾轧。

浪漫主义时期：忧郁症的高光时刻

> 隐蔽的"忧郁"
> 原在"快乐"底殿堂中设有神坛。
>
> 约翰·济慈，《忧郁颂》[1]

---

① 济慈：《济慈诗选》，查良铮译，人民文学出版社1958年版，第95页。

伴随着维特与查特顿的故事，我们进入了浪漫主义的鼎盛时期。（约翰·布朗的）布鲁诺医学理论和相关的敏感性概念逐渐产生了影响。在其推动下，富有创造力的，或者说至少是让人愉悦的抑郁症理念继续快速地发展。因为自己拥有敏感性而激动地颤抖的诗人、作家和艺术家们，由于神经系统的生命力非常充沛，而变得过度兴奋，就这样耗尽了自己的能量。他们纵情生活，却英年早逝（从字面理解，从理论上看，济慈和雪莱就是这样）。之前的时期非常重视公民和社会责任，而在浪漫主义时期，人们越来越多地关注本性。浪漫主义时期突出强调的是，忧郁症标志着自我反省，令人沉思生命里最为深邃的奥秘，而且典型的忧郁症患者通常是创造性天才。

夏洛特·史密斯（1749—1806年）是一名患有抑郁症，并把它体现在诗歌创作里的女诗人。她小时候在乡下，生活富裕，但却把早年的婚姻看做是一种奴役。后来，由于几个孩子死去，她承受了巨大的痛苦，其中还包括她最喜爱的女儿奥古丝塔。不用说，这一桩桩、一件件，足以让她坠入抑郁和焦虑的深渊。她编写过一本童书，叫《诗歌介绍谈话录》（*Conversations Introducing Poetry*，1804年）。在书里，有一位老师和一个叫乔治的孩子说了一段话。夏洛特借这段话，毫不掩饰地说出了文人是怎样看待忧郁症和天才之间的关系的："乔治，我们注意到，几乎所有天才都容易沉溺在忧郁和悲观的想法里。我们读过了最有名的诗以后，的确能在里面找到证据。"史密斯还写了《挽歌十四行诗》（*Elegiac Sonnets*），在自己的各类著作里写序。她通过这些文字，向读者介绍自己是一名真正的忧郁症患者，所以，也是一名真正的诗人。她还试图给自己创造出一片空间，让她能够进入到敏感的忧郁症患者行列。所以，在诗卷中第一首十四行诗里，她描写的自己既因为天赋而承受痛苦，又因为天赋而得到了幸福："能把悲伤刻画得最生动的人，就是对悲伤感受最深的人"。

至少，在作品表现的层面，浪漫主义乐于接纳一种特定的忧郁症：它症状缓和，不会惹麻烦。约翰·济慈的《忧郁颂》（*Ode on Melancholy*）与萨缪尔·泰勒·柯勒律治的《惘赋》（*Dejection: An Ode*），标志着浪漫主义美化了让人愉悦的悲伤：它是午夜神游，走入内心创造力的借口，是为了展望社会变革而营造的心理空间。这些诗人本人就因为忧郁症和相关的健康问题而饱受折磨。比如说，济慈"神经敏感"，就要部分归咎于他患有肺痨。但他们都有一种能力，能把忧郁症描述成鉴别天才头脑的工具。浪漫主义时期是忧郁症狂热与文化的高光时刻，但接下来100年的发展，将会为现代抑郁症的诞生铺平道路。

第四章

维多利亚人、忧郁症
与神经衰弱

是的，到处都有人疲倦地徘徊着，

徘徊在那同一座城市美妙的夜里，

他们会理解我的诗，在那惨烈的

冲突里感受到内心激荡，友谊真挚；

"我沉默而孤独，痛苦万分，但另一个

人提高了他的嗓门，让我知道还有一个

兄弟也走过了同样荒凉的道路，只是在我们看不见之地。"

詹姆斯·汤姆森，《恐怖之夜的城市》，1874年

忧郁症这个词，在大众的语言里，专门用来描述某些人的那种习惯性的悲伤状态。这样的词就应该留给诗人和道德家。他们表达自由，不用受制于严谨的医学术语。

埃斯基罗尔，1820年

上面这首诗选自詹姆斯·汤姆森的《恐怖之夜的城市》（*The City of Dreadful Night*）。从诗里我们可以看出，在维多利亚时期，抑郁症已经融入了城市生活。在这一场工业化的噩梦里，没有上帝，绝望也基本上无法避免。虽然汤姆森的意图是好的，但这首诗读完，并不会让人觉得有什么希望能得到疗愈和解脱。因为在诗的结尾，汤姆森描述的是一尊"忧郁症"（*Melencolia*）的雕像，是文艺复兴时期丢勒那副著名画像的翻版。同样，在这100年里，"忧郁症"正在转变成"抑郁症"。促成这个转变的有许多因素，比如，研究心理学成为了一种职业，人们对大脑和神经解剖学的了解不断深入，而且整体观念发生了转变：以前人们觉得忧郁症是智

力障碍，现在则开始认为忧郁症和抑郁症是一种情绪或者"情感"障碍。"抑郁的"情感本身会减缓血液循环，导致大脑出现问题。尽管有一些很明显的例外，但抑郁症的基础从智力突然变成了情感，这个观点基本上延续到了今天。

欧美精神病学家费了不少功夫，和大众通俗领域争夺对精神疾病下定义的权利，想证明他们的职业也是一门科学。这个时代还标志着"精神病院的诞生"，人们推测，临床和解剖研究或许能够揭示人类头脑的秘密。借助这门新的心理学学科，关于忧郁症和躁狂症概念的运动日益壮大，后来在20世纪初达到顶峰。克雷珀林（Kraepelin）①在当时提出了一个很有影响力的理论——躁狂抑郁症，它涵盖了大部分情绪病，还包括我们现在所说的重度抑郁症。在整个19世纪，欧洲和美国精神病医生（或者叫"疯子医生"）都能够顺畅交流，这表明他们的观点大体上是相似的，都认为忧郁症是"脑病"的产物，是遗传下来的体质，可能会和躁狂症合并，而且主要是一种情感障碍（见图11）。19世纪早些时候，医学领域为了解释精神问题，重点关注的是大脑的血液供应，但到了19世纪下半叶，神经理论不断发展，占据了主导。血管中心论和神经中心论在这一时期一直相互竞争，但在不同的阶段有不同的重点。不过，二者都认为供应给大脑的血液会影响到神经系统。

同样在这个时期，虽然像"神经理论"和"敏感性"这样的18世纪理念都延续了下来，而且在医学领域和社会上，人们仍然倾向于给忧郁症患者下定义，但抑郁症的地位还是不太稳定，名称也不固定。

---

① 埃米尔·克雷珀林（1856—1926年），德国精神病学家，现代精神病学的创始人。——译者注。

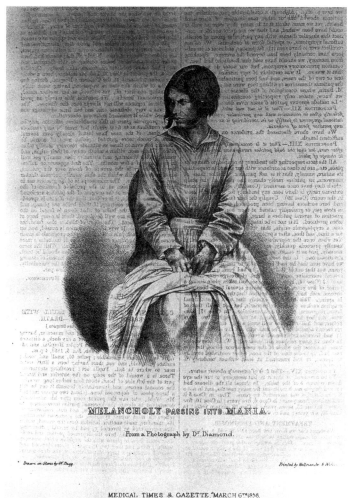

图11 "正在向躁狂症过渡的忧郁症患者"（1858年）。这幅画的作者是W. 巴格。他临摹的原作是业余摄影师、萨里郡斯普林菲尔德医院医生休·韦尔奇·戴蒙德（1809—1886年）的一张照片。那时候，人们认为摄影这种新工具很有用，能够以更大的科学精度记录患者的心理状态。（伦敦，韦尔科姆图书馆）

"神经症"这个词是卡伦在18世纪引入的，体现出神经系统的重要性。它会引发身体上的疾病，然后影响到头脑的运作。而直到19世纪末，在英国甚至是到了一战以后，在弗洛伊德精神分析学的影响下，"神经症"才成了一个纯粹意义上的医学概念。在那之前，没有人确切地知道怎么把神经系统问题和"纯粹的"头脑疾病分开。于是，神经病学家就比较倾向于把这个问题搁置，等到更加确实的证据出现了再说。丹尼尔·诺布尔是19世纪中叶曼彻斯特的一个医生。他说："实际上，因为所有神经中枢都相互关联，还影响到身体状态，要把一般人们认为的纯粹神经病和头脑疾病区分开来，还是很难的。"而且，要是考虑到卡伦、约翰·布朗等人在浪漫主义时期和更早期传播的理论，比如神经刺激过度，还有生命能量耗尽，那么就算是19世纪末的"新兴"疾病——神经衰弱，看起来也不是多有新意。

　　19世纪末20世纪初的"神经动力"理念定义了"抑郁的人"这个概念，但大部分时候，这个术语的意思不太明确。一方面，具体针对忧郁症的医学文献是存在的，我们在后面会详细讲到，但另一方面，还存在一种更加普遍的现象，也就是"精神抑郁"和神经衰竭。这种现象可能来源于神经敏感性，也可能是秉性问题（这是在卡伦重振体液理论以后遗留下来的概念），并不一定能够归纳到忧郁症之中。"神经衰弱"登场以后，逐渐流行起来，就是因为这个概念包罗万象，使得大量症状现在有了一个名字，还有了医学解释。就像亚瑟·本森（Arthur Benson）[1]到了维多利亚时代末期都还在说："什么神经衰弱啊，疑病症啊，忧郁症啊，又是季肋部，

---

① 亚瑟·克里斯托弗·本森（1862—1925年），英国著名散文家、诗人、作家。——译者注。

又是黑胆汁的，可怕的病就该配上这些可怕的名字。这种病就是它们的总和，或者是其中之一。患者会长期失眠，一直都很沮丧，有时候这种状态不断累积，就会让患者十分痛苦，不能承受。他们的头脑清醒得很，但也绝望得很。"他本人在1907年到1909年左右曾一度患有抑郁症，可即使是那时候，疾病的名称也不足以描述他的状态。就像忧郁症的"硬性"和"软性"含义一样，或者说，就像18世纪托马斯·格雷说的黑色和白色忧郁症一样，在整个19世纪，给抑郁症下定义就是个大难题。再加上不同国家的差异和各种医学发展趋势，问题就更复杂了。

在上一章里，我们告别了浪漫主义时期。那时，大众文化和文学作品围绕忧郁症和敏感性形成了一种氛围。也就是说，对待这种精神疾病，人们的态度可以是积极的，或者至少也能和艺术家的那种病联系起来。浪漫主义英雄人物都应该"又疯又坏，是个危险人物"，饱受中伤的卡罗琳·兰姆女爵（Lady Caroline Lamb）[①]就是这样描述拜伦勋爵（Lord Byron）的。到了维多利亚时代，我们仍然能从艺术和文学论述里发现这场运动的残迹。比如，前拉斐尔派就赞美像济慈那样有些病态的敏感，还美化了他们的画作里大量出现的"绝色佳人"：这些美人个个活色生香，但却患有肺痨，心情抑郁。在维多利亚人所处的社会环境里，一般不太推崇那种闲散的、诗人一样的忧郁，而是鼓励新的福音派精神，教导人们要自律。这种工作伦理通过工业革命得到巩固，不允许人们在工作时效率低下。同时，精神病运动认为，至少在一定程度上，各个阶层都

---

① 卡罗琳·兰姆（1785—1828年），英国女贵族，小说作家，因1812年与拜伦勋爵传出绯闻而声名大噪。——译者注。

会神经衰竭。而且，通过生理学取得的新进展，这个运动展示出，人们对神经系统实际运行模式的了解程度有了大幅提升，在19世纪结束前还达成了共识，指出神经向大脑传递信号，靠的是电脉冲这种机制。于是，在维多利亚时代的新环境里，忧郁症的神秘面纱已经被微微掀开。

维多利亚时代的生活与抑郁

有了新技术，人们就有了新的比喻来描述生命能量或者神经动力的衰竭，或者叫精神崩溃。那时候工业资本主义蓬勃发展，自然最常用的比喻就是花钱，从个体的微观世界来反映总体经济情况。人们常常会说一个人生活太过挥霍（或者太精致），而透支了有限的能量储备，最后可能导致能量破产。其他关于神经和能量供应的常见比喻还有电池和电线、蒸汽发动机，或者蒸汽炉，机械色彩都非常浓厚。人们还会把神经网络的结构和大脑灰质比作细布。因此，过去说人体就像一台机器的比喻已经有了新的版本，以适应新时代的新技术和社会差异。当然，女性在人们眼里是比男性更加精巧的机器，或者说神经动力更少，于是她们也得到了相应的待遇，这就顺理成章地强化了维多利亚时代男性和女性分别承担的社会角色。

虽然人人都有神经系统，神经系统不分男女，但很显然，在神经动力的比喻里，有些层面是有性别倾向的。而且，在18世纪末，性格敏感、"感情丰富"的女性化男性变成了一种时尚，还引起了一阵喧哗，这表明新的神经模型有能力动摇传统观念，即男女身心有别。然而，要给女性强加上一些推测的特质，说她们更加脆弱，更容易得神经系统的疾病，出现心理问题，再借此来支持更加广泛的性别差异论述，支持维多利亚时代女性在社会上的（从属）角色，还是有很多方法的。女性的子宫就是一个混乱的源头。这已经是老生常谈了，不过在新时期又进行了一番改头换面。然而到了医学诊治领域，阶级又成了一个重要因素，和性别交织在一起。这里举一个弗吉尼亚·伍尔芙（Virginia Woolf）的例子。在她精神崩溃、想要自杀，还看到奇怪的幻觉以后，医生是把她当作神经衰弱患者来治疗的，而没有把她送进精神病院关起来。这种治疗虽然可能并不对症，但因为她是女性，被奉为受害女性的偶像和象征，而不是男性或工人阶级，她才能得到这样的待遇。否则，情况可能就会更糟糕。

无论是男性还是女性，社会上普遍的观点是人的"神经动力"需要得到精心的管理和照顾，否则它就会遭到破坏，进而影响人的精神健康。这种管理，和古人建议以后又广泛流传下来的养生法是比较一致的：酗酒、性行为（尤其是男性的自慰）、晚睡晚起、交友不慎，都会逐渐耗尽体内的生命动力或生命体液，是应当节制的行为。不过对于勤奋的维多利亚人来说，这件事还存在反面情况。也就是说，工作过劳，无论是做研究、写文章、搞艺术创作，还是操持生意，也都会迫使神经系统进入抑郁状态，降低神经能量。一般认为，男性更容易工作过劳，而针对女性，还是老一套说辞，说她们因为受生殖系统的控制而患上了精神疾病。这样看来，道德评价截然相反的行为都可能会让人抑郁：游手好闲的人会抑郁，模范公民也会抑郁，而后者只做了一件损害健康的错事，就是太过努力。此外，人们还认为男性的同性恋行为也会浪费生命能量。不过，在诗人约翰·阿丁顿·西蒙兹的经历中，我们可以很明显地看到，当时的社会几乎普遍谴责同性恋，而他是因为在这样的环境中和自己的同性恋倾向作斗争，才直接导致患上抑郁症的。

在维多利亚人生活的时代，生活的各个领域似乎都在迅速发生变化。他们认为如果不进行精心调理，这种变化就很有可能让他们抑郁。这样的想法是很自然的。根据非常悲观的热力学第二定律，宇宙中的能量总量是在不断减少的，这就很容易让人联想到人体内神经动力的储备也会越来越少，即便医生治疗的基础是要给患者恢复能量水平。马修·阿诺德（Matthew Arnold）[1]说出了这一时期人们的态度：

> 是什么使生命枯竭？
> 是无常世事，让人跌跌撞撞；
> 是重重打击，不停不歇，
> 能量由此耗尽，纵使灵魂无比刚强。

《吉普赛学者》（ The Scholar Gypsy ），第141行

同样的，还是男性最容易受到这些"打击"，因为他们"在这个纷杂混乱、令人担忧的世界里，会更多地接触到无数刺激大脑的事情"。生活的各个领域都发生了残酷的变化，必定会造成一些影响，哪怕是神经动力最充足的人也不例外。

宗教（在以往的历史时期既能诱发重度抑郁症，又能安慰患者）历来提供的支持也受到了达尔文主义和马克思主义的攻击，它

---

[1] 马修·阿诺德（1822—1888年），英国近代诗人、评论家、教育家。——译者注。

们在某种程度上代表着启蒙时期无神论的发展。在维多利亚时期，文学和艺术作品都描绘了许多人在现实生活中经历的信仰危机。诗人丁尼生（Tennyson）[①]的著名组诗《悼念集》（*In Memoriam*）就是一例。表面上，这部作品是为了悼念逝世的朋友亚瑟·哈勒姆，但丁尼生却用史诗般的篇幅，优美地描写了丧失、悲伤以及宗教怀疑这几个不同的阶段。诗里涉及基督教的地方，丁尼生都是用肯定的口吻来描写的，可这部作品仍能受到巨大的欢迎，一方面是因为他描述了自己情感上的绝望和抑郁，另一方面是因为他在结尾"挽救"了自己的信仰。

医生的思考

神经动力消沉会导致精神低落，引发各种神经紊乱。整个19世纪，忧郁症和这些神经紊乱的理论沿着多种方向发展，最终到了20世纪初，巩固了克雷珀林提出的定义。无论是叫治疗还是病例管理，它们的组成成分都同样混杂。精神病学成了一种国际现象，不同的文化都在不同的时期做出了贡献，推动人们持续加深对抑郁症的了解，有真实的，也有猜想的。比如，法国人设立了更加集中化的体系，鼓励精神病医生应对政治体制的变化，而英国的精神病学科长期受到基督教福音派的强大影响，并被其利用，一方面要追求科学知识，一方面又得承认上帝是存在的，灵魂是不朽的，所以倍感压力（就像丁尼生和阿诺德阐述的那样）。与英国人相比，德国人就不太关心器质的"脑病"和纯粹的精神疾病之间有什么差别。

---

① 阿尔弗雷德·丁尼生（1809—1892年），英国维多利亚时代最受欢迎及最具特色的诗人。——译者注。

后来，事实证明，美国精神病学对弗洛伊德的精神分析法更加开放，整个美国社会也确实如此。在本章接下来的几个部分里，我们会在不同的国家和文化之间穿梭，展现19世纪忧郁症和相关抑郁状态理念的发展过程。这个过程往往是不均衡的。

说起18世纪精神病院对患者的治疗，舆论界可没有什么好评价：伦敦的贝特莱姆医院，又叫贝德莱姆，靠着让人们参观患者来赚钱。那幅画面让人难以忘却。但是，其他更加人道的转变也在悄然酝酿着，提倡的方法在19世纪得到了运用。在贵格会约克静修所，萨缪尔·图克表示："和忧郁症患者谈论内心有多么沮丧这种做法很不明智。应该反过来，采取一切手段，让患者锻炼、走路、聊天、读书，或者进行一些其他没什么坏处的消遣活动，转移他的注意力，不要让大脑按照自己的喜好，又沉溺在伤心的事情里。"在某种程度上，这种转移注意力的方法听起来还是很现代的。与此同时，人们在整体上看待精神疾病的态度也更加开明。在有条件的情况下，它倡导友善地说服患者，而不是像流行的那种方法一样去恐吓患者，让他们屈从于精神病院的管理制度。图克指出，"对于大多数忧郁症患者而言，那种激发恐惧的管理体制"实际上"会跟随他们一辈子，让他们十分痛苦"。不过，我们必须注意到，图克并不在那大多数人里面。而且很多精神病院还是老一套的观点，觉得精神错乱的人是凶残的，有些兽性的，所以会对他们进行更严厉的管教。

针对精神失常的患者，菲利普·皮内尔（1745—1826年）①倡导一种类似的"精神疗法"，或者说是非医学治疗方法，反对"严

---

① 菲利普·皮内尔（1745—1826年），法国医师、精神病学家，以人道主义态度对待精神病患者的先驱，现代精神医学之父。——译者注。

苟的胁迫制度"，还有患者可能出现的自杀行为。他希望能够转移忧郁症患者的注意力，使他们不再沉迷于执念当中。法国大革命以后，皮内尔成为巴黎精神病院的主治医师，据说是他为精神病患者卸下了枷锁，解放了他们。接下来的几十年里，他大举改革精神病院的治疗做法，在提倡精神病学革命和政治变革的人眼中几乎成了一个英雄。但这种人道主义做法不一定能让精神病学家接受，因为这样的话，就好像外行人只要好好对待患者也能治病似的。不过很快，他们就学会了把精神疗法的一些层面和现有的治疗手段（放血、水疗等）结合起来。皮内尔给忧郁症下定义，是传统意义上的。他认为这种病是部分精神失常，伴有若干幻觉，也可能只有一个幻觉，表现出来的症状有"沉默寡言，爱思虑，比较忧愁，爱猜疑，还喜欢独处"。这样看来，皮内尔反映的是启蒙时期的立场，也就是说忧郁症患者其实神志正常，只是他们有一些比较古怪的依恋对象，他们的想法和现实是相冲突的。皮内尔能在当时备受推崇，是因为两个方面：他不仅发现了多种社会心理诱因，比如"野心无法控制，或者抱负遇到挫折；对宗教十分狂热；陷入深深的懊恼，以及爱情受挫"，还发现"与大革命相关的事件"也可能刺激患者，使他们抑郁。在现代意义上说，忧郁症不是一种普遍笼统的"疾病"。每个人的身体素质、心理结构，尤其是神经构造，都各不相同，由于这些因素的影响，每个人都会有不同的结果——这和之前几百年间的体液理论非常相似。"引发"忧郁症的，不是病毒，不是基因，也不是细菌，而仅仅是个体千差万别的神经构造，以及他们经历的重大苦难。

皮内尔的得意门生让-艾蒂安-多米尼克·埃斯基罗尔（1772—

1840年）颇有影响力。他向人们宣传，为治疗忧郁症，有必要设立符合一定专业水准的体系，包括要为精神病患者建设专科医院，再配备经过专门培训的精神病医师。他还强调，在前卫的巴黎取得的成果，有必要推广到全国。埃斯基罗尔没有继承恩师的教导，而是宣称忧郁症已经是陈词滥调了，不再适用于心理学学科的美丽新世界。对他来说，忧郁症不再是智力问题，而是一种情感障碍，而且应该叫作"悲伤狂（lypemania）"。"这是一种脑病，主要表现是部分的慢性谵妄，不发热。如果患者感到悲伤，而且这种情绪让人虚弱，或者感到压迫的话，病程还会更加持久"。悲伤狂是一种"单狂"，患者只专注于一个事物，是部分精神失常（"或者高兴，或者伤心"）。从症状上看，这种病看起来还和老式的忧郁症很像，还是会产生"感官上的错觉，和幻觉"。而要完成整个等式，还必须加上一个重要症状：无缘无故的恐惧。不过，这里的忧郁症不包括躁狂症，而且忧郁症还要和疑病症区分开来，因为疑病症患者没有谵妄的症状，但却会夸大自己的痛苦。埃斯基罗尔把情绪高昂、只有单一幻觉状态的患者群体分离出去，有助于缩小忧郁症的定义范围，只局限于令人忧愁的情绪困扰。从此以后，该定义一直延续到了19世纪末。

医学和艺术领域历来认为相由心生。埃斯基罗尔借用了观相术这种时髦的伪科学，从体貌特征上描述悲伤狂患者的思维："这个人又瘦又高，头发是黑的，脸色苍白而蜡黄……他的脸就像定住了一样，没有什么变化，但他脸上的肌肉在紧张地抽搐着，表达出了悲伤、害怕或恐惧的感觉；他的眼睛呆呆的，或者盯着地面，或者看着远处的某个点，眼神也非常犹疑不安。"（见图12）

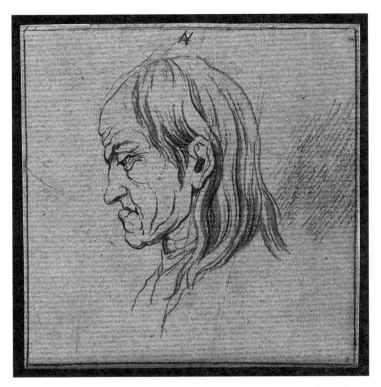

图12 "一名看起来秉性忧郁的男性"。这幅插图见于约翰·卡斯帕·拉瓦特尔的《论面相》（*Essays on physiognomy*，1789年）英文第一版。（伦敦，韦尔科姆图书馆）

　　埃斯基罗尔列出来的那些病因不只局限于悲伤狂，同时还反映出忧郁症发病的复杂因果关系。至少，早在伯顿写《忧郁的解剖》的时候，就已经有相关的描述了。其中，情绪紊乱照旧高居前列，遗传倾向、特定的气候，还有闲散或者久坐不动的职业也都是滋生抑郁症的温床。经济问题、生活放荡，还有其他疾病，比如肺痨，看起来也会造成问题，而人生中的重大事件和阶段，比如分娩、爱情受挫，都可能会促使人发病。女性是不是比男性病情更重，人们还不清楚。埃斯基罗尔也认为"精神药物"这种治疗方式比较理想：他说精神疗法"在患者的内心寻找邪恶的源头……同情患者，和他一起哭泣……给患者安慰"，还"让患者重新振作"，就像一本感伤小说一样，给读者传达积极的信息，要去同情受苦的人。其他治疗则会令人联想到传统疗法：比如注意饮食、进行锻炼、出游、分散注意力让自己镇静下来，尤其是要避开潮湿的气候，去一些"干燥温和""天空晴朗"的地方——显然，这不是在推荐英国那种著名的臭脾气一样的气候。济慈就曾说过："有了意大利这样的好地方……谁还会想住在雾蒙蒙的地区啊。据说就是英格兰的气候造就了坏脾气，最能让人多愁善感，还让整座岛上绿意盎然——它也应该如此，我很确定。"不过，无论是温泉镇还是海边度假地，英国这些疗养胜地迅速发展，显示出人们非常乐观，相信本国的水土可能已经足以治愈各类疾病。

"悲伤狂"在法国精神病学中一度持续存在，但在英国和德国却没有扎根。它显示出忧郁症在向抑郁症转变，但面对19世纪其他地区不断变化的社会和医学发展状况，它并不能满足由此产生的新需求。

虽然我们这本书的重点是抑郁症，不是躁狂症，但二者的历史是结合在一起的。在19世纪中期，通过埃斯基罗尔两个学生的研究，相关历史形成了正式的理论，躁狂抑郁症的概念由此诞生，在接下来的几百年中十分盛行。1854年，朱尔·巴亚尔热（1809—1890年）创造了新的疾病名词——双极性精神病（*la folie à double forme*），也就是患者时而忧郁，时而狂躁（"兴奋"）。两周后，让-皮埃尔·法尔雷（1794—1870年）提出了他自己的理念——循环性精神病（*la folie circulaire*）。他大力宣扬这是他在过去十年的研究成果，他的学生完全知情，而且他早在1851年就已经发表了这个主题相关的内容，只是没用这个名字。这就导致局面有些混乱。大家各执一词，争论到底谁能获得描述这种"特殊精神病类别"（巴亚尔热）的荣誉。不过这两种理念的结合体还影响到了后世对抑郁症的思考。

与此同时，其他国家也没有闲着，都在努力让忧郁症融入到精神病学的美丽新世界。德国医生、莱比锡大学教授约翰·克里斯蒂安·海因罗特（1773—1843年）编写了一本重要的教科书，探讨"心灵的困扰"，呼应了刺激过度和刺激不足的布鲁诺理论。书中把抑郁症叫作精神衰弱（*veseniaeasthenicae*），包括"性格""精神"或"意志"受到的困扰，而忧郁症就是这其中之一。他秉持整体观点看待头脑与身体的互动，并在此基础上创造了一个新词——"心身的（psychosomatic）"。对于"单纯（纯粹）忧郁症"（melancholia simplex），他是这样定义的：

> 本来的性情完全麻痹，也就是说丧失了按照自己的性格来行动的自由。与此同时，患者会感到抑郁，沉浸在自己的世界里，沉思某些失去的东西，思考死亡、痛苦或绝望；还会焦虑不安，或者不停地动弹，或者盯着一个地方。除了受到束缚的心绪，患者对什么都不感兴趣。他们会叹气、流泪、感到十分悲痛。

海因罗特认为，忧郁症患者执迷不悟，心里只有一个固定观念（*idée fixe*），一种执念，这是因为他们本身的性情被"某种强烈的抑郁情感突然控制住了，不得不跟着走。接下来又因为这种情感占据了主导地位，性情就被操纵着，迫使思维在头脑中保留了某些特定的想法和概念"。因此，他指出对忧郁症的认知在19世纪发生了转变，这是一种情感障碍，而不是智力上的。

海因罗特认为，其他类型的忧郁症是这种病更极端的表现形式。他还提到，宗教忧郁症是忧郁症的一个分支，一个"亚种"，这个问题不涉及任何与超自然力量的实际接触，而只是过度虔诚的人的幻觉。后来，随着世俗化进程在19世纪不断发展，并进入20世纪，宗教忧郁症逐渐销声匿迹，不过在当时显然还是一个比较重要的问题。海因罗特对忧郁症的描述，令人回想起浪漫主义时期的说法："受到忧郁症的影响，患者原本的自我和性情已经彻底丢失了，只剩下了一个空壳，啃噬、折磨着自己。"与此相反，如果患者是精神失常，那他的性情就是一种"被撕扯开来，脱离自我"的状态。忧郁症有可能会遗传，但海因罗特强调的是心理诱因。

秉承着这种更注重心理因素的逻辑，海因罗特建议，应当"友善地陪伴患者，进行说服"，通过这种方法找到"疾病的根源，比如遭受了重大的损失，或者害怕遭受这样的损失，然后如果有条件的话，去扭转、改变这些源头上的事件"。如果进行了这种早期干预，病情却还是持续恶化，那就需要让患者脱离所处的环境，有必要的话还要"使用强制手段"。同时，"必须唤醒一些新的兴趣"，比如可以去出游（"万能药"），还要给患者"大量的刺激，让他完全走出舒适圈，进行大量活动"。所有这些措施，目的都是要给患者极大的震动，让他们不再沉浸在自己的世界里。但如果病情还是继续恶化，那就可能需要使用其他身体层面的治疗方法或技术，比如吃药、坐"摇摆机"，来对抗患者漠不关心的状态。要是患者受到了极端的过度刺激，甚至还会给他穿上约束衣。虽然海因罗特提倡要同情患者，但他也提出同时还要同等地保护医护人员。历来治疗忧郁症，最佳的办法当然是要避免闲散和孤独，甚至催泻这种手段也可能会用到。为了实现有效的治疗，他强调必须要充分认识到每一名患者的个性。如果患者在逐步改善、康复的话，应当用尽一切手段鼓励患者。

接下来，让我们再到奥地利看看。恩斯特·冯福伊希特斯莱本男爵（1806—1849年）是一名奥地利医生，在维也纳一所大学担任医学院院长，同时还是诗人兼哲学家。忧郁症这个术语在他看来太过局限。他仍然认为这种病是部分精神失常，并把单一的固定幻觉看作是病症的关键所在。重要的不是那个执念的实际对象到底是什么，而是它通过什么机制逐渐主导了患者的精神生活。同样地，他也认为，除了这一种幻觉之外，患者在行动上是完全可以保持理智的。固定幻觉中的一种，就是"必须摆脱"生命，有时候表现为惧怕死亡，有时候表现为厌世，它对应的是更加狭义的忧郁症，比较像埃斯基罗尔说的悲伤狂。从身体层面来说的话，忧郁症代表着"神经活力从源头上就衰败了，而血液也由于丧失了这一刺激，各方面的机能都变得倦怠无力"。因此，患者体内无精打采，就会从外部表现出来：他会呼吸缓慢，脉搏微弱，皮肤干巴巴的，脸色苍白，还便秘。而引发这种固定幻觉的原因，也大体上是身体层面的，可能是大脑本身出现了问题，或者"纵欲"对神经系统产生了负面影响。后面这种道学先生一样的观点在整个维多利亚时代一直流传。

甚至是身体的感觉也可能引发错觉和幻觉。对忧郁症患者而言，胃部和腹部问题也可能造成固定的幻觉，需要进行相应的治疗。如果患者有自杀倾向，那么"或许只有荣誉感、责任和宗教才能唤醒内心沉睡的活力"。明智地运用情感刺激，甚至是恐惧，都能有助于患者逐渐摆脱抑郁的心境。德国医生在这方面有一定的自由度，他们可以使用一些一看就很严苛的方法，为的是服务于大局：治愈忧郁症。这里还是要再次强调，要想治疗有效果，有必要关注患者个体特殊的身心构造。

德国精神病学家威廉·格里辛格（1817—1868年）是一位很有影响力的人物，著有《精神病理学与治疗》（*Mental Pathology and Therapeutics*，第一版德文版于1845年问世，后于1867年译为英文）。从这本书里，诞生了19世纪下半叶频繁研究的"脑精神病学"和20世纪的生物医学："病理学和生理学都明确证明，光是大脑本身，就可以既产生正常的精神活动，又产生异常的精神活动。心理过程能不能保持正常状态，要取决于大脑是否正常。"根据这个观点，所有精神疾病都只是大脑发生故障的症状："我们一定不能只是探讨心理疾病了……大脑的疾病也是要考虑的。"虽然看起来，这个论调好像是简单粗暴地把人类的精神疾病归为身体失调，而且也已经有人就这么认为，但格里辛格本人在看待自己这些推测的时候，是比上述这些观点要更加细致，而且也不是那么有把握的。

和海因罗特一样，他强调有必要非常认真地考虑患者个体的情况，因为精神疾病经常涉及很多因素。遗传倾向很重要，而且其中还考虑到了莫雷尔的退化论，即某些社会群体随着一代一代的发展会变得越来越弱。后来，达尔文（Darwin）提出了进化论，又进一步与此产生共鸣，促进了这个观点的传播。发生退化，可能是因为一种逆向演化。也就是说，一个人如果不去克制现代生活方式中的恶习，就有退化到原始人的危险。一直以来都有人认为艺术创造力和忧郁症有关，而且浪漫主义时期遗留下来的思想是赞美艺术家的那种疯癫和忧郁症。但以英国西奥·希斯洛普（1864—1933年）为代表的退化精神病学又添加了一个阻碍因素，与浪漫主义时期的想法背道而驰。它认为艺术家其实就是反向进化的例子，至少是代表了某些人类群体：他们离经叛道，精神错乱，而且身体也很虚弱。不应该赞美艺术家是受苦的英雄，他们已经退化了，让人生厌，应该谴责他们。

虽然多种身体因素可能会影响到大脑的运作，但格里辛格也接受传统的观点，认为"长期持续的抑郁情感、悲伤或者焦虑"等因素都会停止血液循环，从而影响身体健康。更加突然或者激烈的情绪也会"对大脑造成强烈的刺激"，影响到其他器官，这些器官又反过来影响大脑，最终导致精神疾病。因此，格里辛格依然秉承以往历史时期的观点，强调头脑与身体之间的互动，但用更现代的理论依据解释了相关的影响。同样，他也没有避开对精神疾病进行道德评判，指出自慰、纵欲、酗酒等行为"相互混杂"，都是病因。不过，大部分病例并不属于此类，他们的身体诱因可能截然不同，有的患者是因为头部受伤，有的则是因为怀孕。

对格里辛格来说，所有精神疾病其实都属于一个持续病程，每一种病症都是病程中的一个阶段。这种单一精神病的概念在某些方面响应了18世纪卡伦和布朗的观点，并在整个19世纪不断发展，对后来抑郁症的定义产生了影响。我们在讲到克雷珀林的时候会再仔细介绍。格里辛格探讨了"精神抑郁的不同状态"，认为忧郁阶段，也就是"一种抑郁的、悲伤的严重情感异常"，是第一阶段，后面还有病情更严重的状态。而且这种忧郁状态和普通的悲伤、悲痛不一样，"它的程度更深，持续时间比一般的悲伤要长得多，而且越来越独立于外部因素"，但此时这种状态只能用来描述患者，而不是说患者已经生病。

接下来，在忧郁阶段之后，就是疑病症，这是"精神错乱症状最轻、最缓和的一种形式"。在疑病症阶段，患者"强烈地感到自己身体患病，这种感觉让他把注意力一直都集中在疾病本身，从而引发了情感上的抑郁"。同样在这个阶段，智力还没有受损，害怕的情绪"还可以用合理的理由来解释"。患者身体里有非常真实的感觉，但这些感觉并不是源于身体上的问题。如果疑病症病情恶化，就可能演变为真正的忧郁症（melancholia proper），这是一种"精神痛苦"的状态，"患者会深深地感到不幸，什么也做不了，身体的能量受到抑制，感到抑郁、伤心，彻底地贬低自己"。

在这个时期，人们尤为关注意志力的问题。这是一个道德概念，指的是一个人有没有力量控制自己的行为，按照刻板道德观念来生活。针对这一点，格里辛格指出患者无法决断，效率低下，或者很少活动，都表示他的意志力出现了紊乱。普遍认为，女性和儿童比男性在意志上更不成熟，而且女性还可能会把这种神经紊乱一代一代延续下去，从而危及全人类。除这些症状之外，意志力出现问题的话，患者可能会变得更伤心，易怒，讨厌社交，只顾自己。忧郁症患者到了这个阶段，会长期患病，偶尔病情减轻，而且人也很懒散，不爱活动。

有时，忧郁症可能会恶化，演变为躁狂症。与忧郁症相比，躁狂症患者会更加"持久地兴奋，意志力高涨"，达到了"精神兴奋状态"。格里辛格阅读了巴亚尔热和法尔雷的著作以后，注意到躁狂症和忧郁症可能会反复交替，甚至遵循季节规律（秋天和冬天是忧郁症的季节），因为他本人亲眼在患者身上见过。在他看来，躁狂症患者用行动来表现情感，通过这种方式得到"解脱"，同时"头脑和意志受到影响的区域"也变得更加自由。他们与忧郁症患者不同，总是通过身体来表达自己，"不停地说话、喊叫、哭泣、跳舞、蹦跳、叫嚷等"。然而，对格里辛格来说，他提出了"单一精神病"的概念（所有精神疾病都属于一个持续病程），就表示他和巴亚尔热，还有法尔雷是不一样的。他在这一点上，附和了18世纪伟大的布尔哈夫和19世纪吉斯兰宣称的理念。对法国人来说，循环精神病是另外一种病。到了19世纪后期，不同的精神病学家有的同意法国对"循环精神病"（这在英语里用来描述一种躁狂症和忧郁症交替出现的疾病）的看法，有的同意格里辛格的理念，认为几种病症按照严重程度持续演化，是个统一体。

与其他德国医生一样，格里辛格建议针对个体患者采取身体和心理治疗相结合的方法，即使患者生病只是因为身体问题。比较推荐的是进行早期干预，让患者脱离压抑的环境（包括压抑的职业）。他还像法国的皮内尔一样，积极地推动精神病院改革，赞成让精神疾病患者融入社会。平时应当控制非自然要素的传统做法仍在沿用，又基于神经理论有所变革。同时，鸦片、泻药、镇静剂都有了自己的一席之地，人们也开始采用人道的精神治疗方式（虽然有时候对患者严厉些，但可能比一味地安慰要好）。格里辛格还建议让患者适当地从执念或者幻觉里转移注意力，大量锻炼，再充分休息（至少摆脱原来让患者精神过度疲惫的源头）。和在其他国家一样，某些疗法在德国还是受制于阶层的，不是人人都能在时髦的温泉里享受水疗，有的药也不是人人都能买到的。显然，比起底层民众来说，富裕的忧郁症患者有更多选择，能让自己脱离压抑的社会环境。

英国精神病学家虽然受到欧美观点的影响，但还是在忧郁症上坚守着自己的观点。詹姆斯·普里查德（1835年）是布里斯托尔的一名医生，贵格会教徒，后来还成为了精神病鉴定人。他把忧郁症看成是一种"悖德精神病"（情感障碍），而不是智力问题，是"病态的悲伤和忧郁"，"不会损害理解力"。躁狂症在他眼里，就像18世纪一样，是"一种胡言乱语的精神失常"。在这之前，贵格会教徒就已经成立了人道的约克静修所。静修所创始人的后代丹尼尔·哈克·图克和约翰·巴克尼尔有一本著作，叫《心理医学手册》（*A Manual of Psychological Medicine*），多年来都堪称精神病学的《圣经》。这本书认为，忧郁症并不算做一种"情感上的精神错乱"，除非"这种忧郁症没有幻觉"。图克大体上和埃斯基罗尔观点一致，觉得忧郁症是"一种脑病……不发热。如果患者感到悲伤，而且这种情绪让人虚弱，或者感到压迫的话，病程还会更加持久"。但和埃斯基罗尔不一样的是，图克认为错觉（"智力障碍"）不是这种病的一个主要方面，并提出忧郁症有六种形式：单纯忧郁症（没有错觉）、复杂忧郁症（伴有谵妄，或严重精神紊乱）、急性忧郁症、慢性忧郁症、弛张性忧郁症（症状忽重忽轻）和间歇性忧郁症。除了常见的心理症状，他还列举了大量身体症状，包括女性的"子宫机能"出现问题，男性性欲（力比多）下降。他还提到了有一种抑郁，会"很明显"导致患者的"思维器官不再活动"，所以这已经不再是单纯的抑郁，而是"木僵性精神错乱"（*melancholiaattonita*）——达到不能行动或者不能言语的紧张性状态。有趣的是，巴克尼尔和图克没有再尝试按照现代的做法，从更高的逻辑层面把他们分的这些类别组织起来，而只是专心列举病症。

巴克尼尔提出了关键的一点，是抑郁症的历史中反复出现的一个主题：他认为"不复杂的忧郁症"和人类生活里普通的悲痛、悲伤在类型上没什么不一样，区别只是在程度上。然而，他不同意有的精神病学家坚称"忧郁症往往就是从一般的悲痛、精神低落里萌生出来的状态"。对巴克尼尔来说，有些人生来就倾向于过度反应，从而导致真正的忧郁症——这里的主要因素是遗传问题，而诱发遗传问题的又有一系列原因，其中包括"精神疾病的所有精神诱因"，比如悲伤、失落与焦虑。可以想见，"女性的大关口（绝经期）"也往往会让她们患上忧郁症。

一般的精神错乱到底由什么原因造成，还是一个谜。巴克尼尔说，关于神经是怎么工作的，"神经动力"可能按照什么样的规律在运作，人们还知道得不够多。他坚持认为"要想保证精神健康，大脑就要得到适当的营养、刺激与休息，也就是说，大脑的神经物质要能够通过消耗与补充，维持在健康稳定的状态"。他猜测精神错乱可能会有身体方面的诱因，要么大脑的血液和营养过剩，过度刺激大脑机能；要么供应不足，对大脑刺激不足。这听起来比较像卡伦和布朗提出的强应激性和弱应激性的理念。巴克尼尔暗示，忧郁症应该属于供应不足的那一类，大脑已经萎缩干涸，血液严重匮乏。就治疗方案来说，他建议采用标准方案，要进行锻炼、呼吸新鲜空气，再辅以良好的饮食和补药。不过，他的确指出如果是严重忧郁症患者，而且在精神治疗可能不太有效的情况下，也有必要使用镇静麻醉剂来治疗。他强烈反对约束患者，还要求美国精神病院主管还患者以自由——但他的建议基本上无人理睬。

19世纪后期，英国著名精神病学家以及伦敦著名的莫兹利医院创始人亨利·莫兹利（1835—1918年）大体上延续了本国的理念，因为他把精神病等同于巴克尼尔和图克的"单纯忧郁症"（没有幻觉），也就是"伴随抑郁的精神错乱"，而另一种形式则是"伴有幻觉的忧郁症"（如今叫作"精神病"）。后面这种"忧郁症一般的忧愁"会让人悲伤，从这种悲伤的感觉里，压抑的想法"会模糊地萌生，逐渐地把自己塑造成积极的思维幻觉"，其中可能包括患者怀疑自己生病的想法和伴有木僵症状的忧郁症。他确实强调这些分类都是流动、变化的，因为一种精神疾病很容易就会演变成另一种，所以应该灵活地理解这些不同的病症。单纯忧郁症患者会觉得"自己变了，但是感觉很奇怪、很别扭……不知道为什么，就变得孤立了，对自己的事情也提不起兴趣……还特别痛苦，躲避社交"。这种忧郁症可能会和一个想法联系起来，导致幻觉，然后就变成了部分观念性忧郁症。莫兹利说，忧郁症的根基是一种"深刻的精神痛苦，波及范围广大，无迹可寻"。幻觉不是它的根基，因为患者在有了严重的负面情感之后才会出现幻觉。

就像其他对忧郁症的解释一样，莫兹利也列出了一长串忧郁症可能导致的身体症状：消化系统问题，包括没有食欲；女性的血液循环和月经出现问题，不是循环差，就是不规律；行动迟缓和失眠。格里辛格之前提出，总体上看，是大脑疾病引发了精神病。莫兹利受他影响很深，甚至比格里辛格还要更坚持这一点。在形成忧郁症的过程中，遗传因素最重要，同时退化理论也在此发挥了很重要的作用。莫兹利与巴克尼尔和图克一样，认为大脑的血液供应量以及血液质量十分关键。可能进入到血液的物质，包括酒精和鸦片，或许会加速忧郁症的发作。身体其他部位出了问题，也可能影响大脑，同时我们很熟悉的强烈情感、工作过劳，也可能引发大脑的疾病。他认为早期干预，让患者脱离日常环境，进行精神治疗、水疗，健康饮食，适量服用鸦片，都会有所帮助。

臭名昭著的德国精神病学家与性学者理查德·冯·克拉夫特-埃宾（Richard Von Krafft-Ebing）有一本著作，叫《精神病教科书》（*Text-Book of Insanity*，于1904年译为英文）。这本书可能是19世纪最后20年间精神病方面最受欢迎的著作。虽然更多人知道埃宾，是因为他进行性"变态"的案例研究，但他也研究了一些争议不那么大的领域。忧郁症是一种"精神神经症"，或者说，是"正常、强健大脑"的一种疾病状态。他认为忧郁症有可能是可逆的，因为引发忧郁症的是"后天性疾病，但患者大脑的功能本来是正常的"。由于很难从不同的病例中发现特殊的病因，他认为，要想对不同的病症进行分类，就得给症状分组归类，理顺精神神经症的进展过程。这种方法对精神病研究方法和实践都产生了重大影响，并一直延续至今。就忧郁症本身来说，它主要的要素是"痛苦的情感抑郁，没有什么外部诱因，或者外部诱因并不充分；另一个要素是精神活动受到了普遍的抑制，而且有可能被完全阻止"。

克拉夫特-埃宾追随着前人思想家的脚步，发现营养通过血液输送至大脑的过程会引起抑郁而痛苦的情感状态，还"抑制精神活动，压抑情感，阻碍思维和意志"。他认为，如果是"意识的器官本身"，而不仅仅是能感觉到疼痛的一根神经发生了变化，那就会对心理产生各种各样的影响："外部的世界看起来更加阴沉，出现了变化，还变成了别的颜色"；思维现在变成了情感的奴隶，"意识里除了痛苦、抑郁的画面和想法，什么都不能留下。这造成的最直接的影响，就是思维变得单一，然后让人觉得厌烦"。到了这一步，既然思维的意识过程已经受到影响，意志就会遭到压制，"心理机制"彻底被扰乱了，患者就会更加抑郁。虽然抑郁症本身"没有攻击目标"，但营养缺乏，还会影响身体的其他方面，包括感官和肌肉，这可能会让患者出现疑病症的倾向。忧郁症或许伴有幻觉，或许没有，而且幻觉中看到的东西也根据患者所处的社会环境而千差万别。

在克拉夫特-埃宾看来，精神病最常见的形式就是"单纯忧郁症"："在临床上，忧郁症患者很明显地表现出多种多样的症状，病情的严重程度也各不相同"。没有幻觉的忧郁症是病情最轻的一种，在私人诊所里比较常见，精神病医院里就比较少。这种病很容易和"贫血、萎黄病、癔病、神经衰弱"等病症混淆起来。从这个起点出发，忧郁症会越来越严重，直到幻觉开始出现。他还指出宗教忧郁症和疑病性忧郁症"尤为突出，经常能看到有这样的患者"。这种疾病的谱系理念和格里辛格提出的单一精神病概念遥相呼应。

在给忧郁症下定义时，克拉夫特-埃宾道出了维多利亚时代的一大担忧："忧郁症最根本的特性是能量缺失，无精打采"。在这样一个十分关心能量产生的时代，人们非常注重人类的能量从哪里来，到哪里去。为了对抗能量的缺失，患者应当在身体上、心灵上都"彻底地"休息，能够得到保护，不会受到监视；合理饮食；通过鸦片缓解失眠；采取一些对症疗法，比如泡温泉、服用鸦片——这么看来，鸦片在当时用得还真不少。

在图克的《心理医学词典》（*A Dictionary of Psychological Medicine*，1892年）中，世纪之交的主要精神病学家查尔斯·默西埃（1852—1918年）概括了19世纪英国医学领域在忧郁症方面的共识。跟随神经病学的引领，精神病学认为精神疾病是大脑，也就是肉体出现了紊乱。像前人一样，他强调患者感到的是过度的悲伤，表现出来的情况有多严重，悲伤就有多强烈。他认为过度的悲伤是首要症状，伴有身体发育减缓，这与"营养缺陷"（"在营养摄入、供给的过程中活性减少，遭到削弱，变得更加松懈"）有关。此外，幻觉也有可能出现。他认为忧郁症的预后要比其他病症好，而且病程进展比较慢，发病的常常是本来健康的人。愚钝呆滞、无精打采这样的症状要发展到严重的"病态抑郁"，是非常非常缓慢的。

单纯忧郁症可能随后会发展成躁狂症，而且许多医生都认为忧郁症是所有精神疾病的第一个阶段。忧郁症细分了那么多类，有时候让人眼花缭乱。面对这一情况，默西埃致力于进行简化，并坚持按照以下这几类来划分：单纯忧郁症、有幻觉的忧郁症、急性和慢性忧郁症、积极忧郁症（伴有大声喊叫和肢体动作）、消极抑郁症（无精打采、昏睡、精神不振）、自杀性忧郁症，以及在其他病症里间歇性发作的抑郁症。

默西埃认为忧郁症是因为"神经的运作模式效率低下，或者出现松懈"。"神经能量"需要在神经组织内保持适当的活跃，让人有"幸福的感觉"。如果神经能量或者神经动力不够活跃，身体运行的整体能力就会受到影响，而"忧郁症患者行为存在缺陷，表现出被动性、懒散和昏睡，正是取决于神经行动的变化。这种变化和便秘、尿色深黄浑浊、口臭还有其他身体症状的原理是一样的"。虽然有可以预测的遗传因素，但这类问题还是会发生，而且还有各种各样的诱因，包括身体疾病或变化（如分娩）、"过度劳累的工作"，还有一些让人悲痛、悲伤的事，比如失去"朋友"和"财富"。

要想治愈忧郁症，就要让神经动力恢复到正常的水平。默西埃认为饮食和锻炼有助于营养吸收，而"铁、奎宁、砒霜、士的宁"想来应该能够激活消化系统——这在我们今天看来还是很可怕的。要缓解失眠，如果饮食和锻炼都不起作用的话，他认为晚饭时喝点酒，必要时服用吗啡或者氯醛（催眠药），应该会有效果。同时按照惯例，针对某些病例，他也警告要防止患者自杀。

以上，就是忧郁症相关的各家观点和总体情况。但到了维多利亚时代末期，还有另一个竞争者登上舞台，也想成为描述抑郁状态的术语，这个竞争者就是神经衰弱。

神经衰弱中的忧郁症状

神经衰弱（neurasthenia）[1]这个词在现在，至少在西方看来，是个离奇古怪的词汇，是19世纪末20世纪初影响力很大而又很奇怪的一个概念。但对叙述抑郁症的故事来说，它很重要，因为它囊括了很多本来会被当成单纯忧郁症的病例，还有一些更接近于忧郁症

---

[1] 神经衰弱，neurasthenia，即neuro-（神经）与-asthenia（衰弱）的结合。asthenia与sthenia（强壮）出现在卡伦的布鲁诺理论中。——译者注。

和疑病症结合体的病例。回到它诞生的时期，是美国的一位重要神经病学家乔治·米勒·比尔德（1839—1883年）给这种病下了定义，说它是"神经系统衰竭"，是缺乏"神经动力"的表现。原本在医学领域，关于神经衰竭和抑郁的概念完全是一团乱麻，神经衰弱出现以后，就把它们一起整合了起来，贴上了统一的标签。另一方面，如果神经动力受到了过度刺激，就会导致躁狂症、癫痫和偏头痛。

如果患者没有表现出任何"机体疾病"的体征，可能就得怀疑神经系统是不是出了问题。很显然，相关的症状是无穷无尽的，其中可能包括"身体不适、全身虚弱、食欲不振、背部和脊椎长时间乏力、暂时性神经痛、癔病、失眠、疑病症、对持续性的脑力劳动没什么兴趣、重度偏头痛、让人感到无力，以及其他类似的症状"。这和18世纪非常流行的神经疾病比较相似，又继承了浪漫主义时期布鲁诺理论中弱应激性的概念。原本以为应激性弱，也就是刺激不足这种说法到了19世纪后期就会毫无意义，结果它还和工业时期非常合拍，因为人们非常执迷于能量的产生，担心能量会耗尽，甚至担心人的身心能量也一样会耗尽。比尔德觉得人们会患上神经衰弱，是因为工业化的城市生活节奏太快，在美国尤其是这样，而且他认为这是19世纪特有的现象。1869年，E.H. 范杜森也独立创造了"神经衰弱"这个新词，他根据自己在密歇根的卡拉马祖的经历，给出的解释是这种病来源于农村地区的隔绝。很明显，这个新病症名字很好记，又非常灵活，在不同的国家用法也不一样。比如说，英国人就认为这是一种新出现的病，显示出美国文明的优越，同时也是20世纪英国病的延续。而到了比尔德这里的美国版本，就把那些没有经过（盎格鲁-撒克逊）文明熏陶的、没什么修养的群体，比如黑人、印第安人、社会底层群众、天主教徒、大多数移民等，全都排除在外了。

显而易见，神经衰弱和忧郁症之间只是稍微有所区分，在有些情况下根本就没有区分。就像忧郁症一样，人们也经常把神经衰弱看成第一阶段，患者后面还会出现更严重的精神问题。而且，如果按照克拉夫特-埃宾的逻辑，把忧郁症看成能量缺失的话，神经衰弱就是能量衰竭的证明。在《医学与精神》（*Medicine and the Mind*，于1900年译为英文）里，莫里斯·德弗勒里（1860—1931年）或多或少把忧郁症和神经衰弱当成了两个可以互换的概念来解释，认为它们是情绪或者情感疾病，因为内心刺激过度或者刺激不足而导致。能量或者神经动力耗尽，也可以说成身体因为缺乏可供支出的能量而处于不健康的状态（事实上，比尔德和他的追随者经常会说"神经破产"这个词）。另外，有一些忧郁状态不是特别严重，可能都没有纳入机构性精神病，尤其是精神病院收治患者的范畴，这些状态也都可以直接用神经衰弱来概括（见图13）。那时，家庭治疗市场生机勃勃。采用这种治疗方式，有时候是因为充分考虑到了患者的社会地位。在这样的情况下，事实证明，开出神经衰弱的诊断可能就比较方便。我们前面已经讲过弗吉尼亚·伍尔芙这个例子，因为给她的诊断是"神经衰弱"，所以她能免于住进精神病院。

德弗勒里解释了神经衰弱患者发病的机制：如果有人得到了亲朋逝世的消息，"信息就会通过眼睛进入视觉神经，或通过耳朵进入听觉神经，然后向神经中枢传导强烈的振动，这些振动本身又

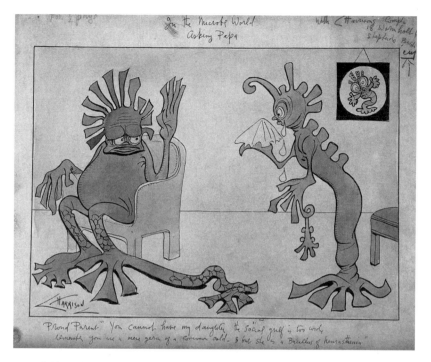

图13 在这幅1913年关于时髦病的幽默漫画里，一个普通感冒病菌向神经衰弱杆菌的父亲提亲，询问能否娶他的女儿为妻，但它们之间的阶级鸿沟太宽了，根本难以跨越。正如抑郁症一样，神经衰弱包含很多种精神状态，既有像马塞尔·普鲁斯特（Marcel Proust）那样时髦而细腻的多愁善感，又会全面猛攻患者，使他陷入十分虚弱的痛苦。（伦敦，韦尔科姆图书馆）

会唤醒大脑中根深蒂固的概念，粗暴地把它们摧毁……导致大脑无法承受，感到神经紧张。大脑的活力消耗殆尽，张力降低。从这之后，血液循环减缓，呼吸也减弱了，肌肉非常松弛，活动起来非常虚弱，感觉神经又从全身持续不断地向大脑传输虚弱、失败、无能为力的念头，大脑开始逐渐认识到这种情况，但意识模糊，感到很困惑。这就叫作悲伤"。悲伤会变成一种习惯，患者就由此患上了忧郁症。因此，"忧郁症只是活力疾病的一种症状，是血液循环的恶化，是营养供给的松懈"。针对这种生命神经动力耗尽的状态，治疗方法还是用补品恢复健康的能量水平，然后再根据患者的能力水平，让他"定期做一些有用的工作"。与之相反，美国的神经衰弱"疗法"就臭名远扬，夏洛特·珀金斯·吉尔曼在《黄色壁纸》（*The Yellow Wallpaper*）里还进行了讽刺。至少，这种疗法能让有些女性无聊到发疯，不过我们也无从得知有多少人是通过这种方法治好的。

神经衰弱还出现在很多其他文学作品中，比如凯特·肖邦（Kate Chopin）①的《觉醒》（*The Awakening*，1899年）、弗兰克·诺里斯（Frank Norris）②的《陷阱》（*The Pit*，1903年）、伊迪丝·华顿（Edith Wharton）③的《欢乐之家》（*House of Mirth*，1905年）、杰克·伦敦（Jack London）④的《马丁·伊登》（*Martin Eden*，1909年）和西奥多·德莱塞⑤（Theodore Dreiser）的《天才》（*The "Genius"*，1915年）。英国人一般认为美国的治疗方法太极端，比较推荐休息几周，而不是几个月。"忧郁性抑郁症"能够得到有效治愈，这个观点让德弗勒里感到很高兴，不过在

---

① 凯特·肖邦（1851—1904年），美国女作家，撰写短篇故事和小说，作品大多以路易斯安那州克里奥尔人为背景。被公认为19世纪女性主义作家的先驱。——译者注。

② 弗兰克·诺里斯（1870—1902年），美国作家，代表作有《"莱蒂夫人"号上的莫兰》（*Moran of the "Lady Letty"*）、《麦克提格》（*McTeague*）等。——译者注。

③ 伊迪丝·华顿（1862—1937年），美国女作家，主要作品有长篇小说《高尚的嗜好》（*The Greater Inclination*）、《纯真年代》（*The Age of Innocence*）、《四月里的阵雨》（*April Showers*）、《马恩河》（*The Marne*）、《战地英雄》（*A Son at the Front*）等。——译者注。

④ 杰克·伦敦（1876—1916年），美国现实主义作家。他一共写过19部长篇小说，150多篇短篇小说和故事，3部剧本等，主要作品有《野性的呼唤》（*The Call of the Wild*）、《热爱生命》（*Love of Life*）等。——译者注。

⑤ 西奥多·德莱塞（1871—1945年），美国现代小说的先驱、现实主义作家之一，他还是一个自然主义者，作品贴近广大人民的生活，诚实、大胆、充满了生活的激情。——译者注。

这里，他指的有可能是我们现在理解的那种不太严重的抑郁症。

到了19世纪80年代，英国人接受了"神经衰弱"这个疾病概念，"抑郁天才"的概念也随之复活了。就像托马斯·萨维尔说的："很多神经衰弱患者都有非凡的智慧，才华横溢，因此他们在社会上也是杰出人物。"诗人约翰·阿丁顿·西蒙兹就觉得自己能有文学创造力，一部分是因为自己"神经高度敏感"。18世纪所说的神经质天才的逻辑，到了19世纪末期，又从新的角度得到了证实，不过它还得和强身派基督教信仰①以及19世纪下半叶的退化论竞争一番。

与18世纪对于忧郁症激发力量的解释相比，19世纪有了一个重大差异。也就是说，到了19世纪末期，人们认识到底层阶级的人也有可能患上神经疾病，甚至伟大的法国精神病学家和神经病学家沙尔科（Charcot）②都指出工人阶级的患者是存在的。然而，不同的社会阶层得到了不同的对待：底层阶级的人得了神经衰弱，可能一般会说是因为体力耗尽，而到了中上层阶级，一般就会推测是精神方面的诱因，比如悲伤、焦虑、用脑过度。各个阶层的神经衰弱患者都出现在欧美作家的作品中，比如在伊迪丝·华顿的作品里，既有《欢乐之家》的"传统贵族"佩尼斯顿夫人，又有《伊坦·弗洛姆》（*Ethan Frome*，1911年）中贫困的弗洛姆夫人。

神经衰弱作为一个笼统的术语，一直广为流行，直到第一次世界大战之后（不过它的日文名称——"*shinkeisuijaku*"在传入日本

---

① 强身派基督教流行于维多利亚时代，其信徒认为锻炼身体对品德修养的形成非常重要。——译者注。

② 让-马丁·沙尔科（1825—1893年），法国神经学家，现代神经病学的奠基人，被称为"神经病学之父"。——译者注。

之后，至今仍然十分流行。在日本文化中，不存在因为神经衰弱是精神病就进行羞辱的现象）。原本人们还相信神经衰弱是源于身体的疾病，但弗洛伊德出现并提出神经症源于无意识的性冲突以后，之前的观点就站不住脚了。不过现在，如果承认一个人的情感状态可能来源于性驱动力，或许会比较让人尴尬。

所以，在19世纪末，"忧郁症"的概念，还有不那么学术的"忧郁"概念，仍然坚守着自己的阵地，留在大众和精神病学界的意识当中，但"抑郁症"正在更加快速地向20世纪的含义演化。从忧郁症到抑郁症，这转变之路绝非一帆风顺，而且我们也已经看到，其他名称，比如"神经衰弱"，也会被强行加入去描述抑郁的状态。但是，到了现代主义时期，我们就要意识到，维多利亚时代的消亡，代表着忧郁症的概念也随之终结。在下一章，我们会看到"新的"抑郁症如何立足，站稳脚跟，并一直屹立，直到20世纪末。

第五章

现代主义、忧郁症
与抑郁症

没有什么比不幸的事情更滑稽可笑了，我向你保证。

（耐尔，出自塞缪尔·贝克特的《终局》，1957年）

　　现代主义者是一丝一毫也不会与过去的确定性和束缚妥协的群体，而塞缪尔·贝克特（Samuel Beckett）则被誉为"最后的现代主义者"。从他对抑郁症的态度里，我们也能看出，在20世纪的西方文学里，上帝已死。贝克特本人就是抑郁症患者，他觉得生活是荒谬的，就像是一场病，人活着，就免不了要受苦——"你已经活在这世上了。这病没有法子能治"（《终局》（*Endgame*））。他的视角是阴沉的，世界观也更偏向中世纪，只是没有了宗教的慰藉。这和我们在20世纪末期的想法不一样，因为我们期望的是要避免痛苦和疾病，身体上的、心理上的，都要避免。脱离语境来看，上面耐尔说的这句话用了矛盾的修辞，把相互矛盾的词放在了一起，但在20世纪荒诞主义者的世界里，像忧郁症和抑郁症这样的不幸，无论在文学还是医学领域，都有了新的形式。在一定程度上，贝克特感到绝望，是因为他思考了人类的存亡，但又正是因为在20世纪，人类历经了两次世界大战，还见证了广岛原子弹爆炸和犹太人大屠杀，感到生命如此荒诞，他的绝望又显得很滑稽。贝克特表现的是文化大趋势，而在现代世界里，抑郁症该如何定义，又要怎么治疗，竟然千差万别，存在不少争议。这其中，首要的分歧就是精神分析法和主流精神病学之间的分歧。

　　19世纪维多利亚时期的精神病学转变成20世纪初的现代主义，是因为有两大重要人物。他们的思想不断演变，对20世纪，还有21

世纪的精神病学实践产生了重大的影响。他们就是埃米尔·克雷珀林（1856—1926年）和西格蒙德·弗洛伊德（1856—1939年）。在抑郁症这方面，弗洛伊德提出了"精神分析"的概念，持续影响着后世的艺术和文学作品，但埃米尔·克雷珀林采用的是生物医学方法，要更加"科学"一些，在精神病学实践的发展过程中变得越来越重要，比弗洛伊德的理论重要的多。很显然，这是因为克雷珀林的方法为20世纪末《精神疾病诊断与统计手册》（*Diagnostic and Statistical Manual of Mental Disorders*，DSM，以下简称《手册》）和《国际疾病分类》（*International Classification of Diseases*，ICD）里抑郁症的定义奠定了基础。他被誉为"现代精神病学之父"，不过大众很少听说过他。

从古典到现代

克雷珀林提出了"躁狂-抑郁性精神病"这样一个类别，可以说是包罗万象，不仅把以前人们认为是忧郁症的大部分病症都涵盖了，还持续影响着我们这个时代。他作为一名德国精神病学家，又是海德堡大学的教授和系主任，受到了格里辛格理念的影响，即精神疾病源于实质的器官——大脑，并把重点放在了生物医学框架上。这是近来十分重要的理论框架。和19世纪的神经病学家一样，克雷珀林希望未来通过临床上的探索，能够通过大脑病变来揭开精神疾病真正的身体诱因。虽然拥护弗洛伊德学说的人也声称自己的理论在科学上是合理的，但逐渐和抑郁症的神经病学、生物医学研究方法联系起来的，还是克雷珀林。

克雷珀林创建精神疾病的类别，是根据不同的症状分组，还有精神错乱病程的进展。根据他的分类方法，所有精神疾病分成两大类，一类是可能恶化，需要在精神病院继续治疗的，比如早发型痴呆（也就是我们说的精神分裂症）；另一类往往是偶发性、弛张性的疾病，不会恶化，因此患者能够回家，融入社会，比如躁狂抑郁症（也就是现在说的双相情感障碍）。前者属于思维紊乱，而后者和情感有关。他的这种分类产生了很大的影响，要归功于他观察了大量住院患者，还详细研究记录了他们的病案。

克雷珀林对忧郁症和抑郁症的思考，从19世纪最后几十年就开始了。这些想法不断发展进化，形成理论，在20世纪占据了非常重要的地位。对克雷珀林来说，躁狂症和抑郁症，或者现在所说的抑郁状态，都是一个单一的、持续的精神疾病病程的一部分："躁狂-抑郁性精神病在发作的时候是一阵一阵的，或者表现出所谓的躁狂性兴奋的体征（思维奔逸、情感高涨、过度活跃）；或者表现出古怪的精神抑郁，还伴有精神运动性抑制；或者是两种状态的结合体。"在这里，克雷珀林分别对比了躁狂和抑郁状态的三主征现象，来凸显这两种状态的基本要素：躁狂的三主征是思维奔逸、情感高涨和过度活跃，而抑郁的三主征是思维迟缓、活动减少和感情低落。

克雷珀林说的这种"抑郁状态"，会持续恶化，表现得越来越严重——这又是我们熟悉的一个19世纪的理念，但它到了20世纪才发挥出影响力。最初，患者会精神发育迟缓，这是"症状最轻"的抑郁状态，没有错觉和幻觉。主要表现是人变得越来越无精打采，对外部环境逐渐丧失兴趣，记忆力开始衰退，患者会觉得"特别累，一点儿劲都没有"。尽管有这种精神发育"迟缓"，但患者的头脑还是清醒的。可即便如此，这幅抑郁症的画面还是太过真实，和以前那种觉得忧郁症是受到了神的激发的想法并不吻合。按照克雷珀林的看法，患者的"情感态度""始终如一，只有抑郁"，"他们只能看到生活的阴暗面"。这些可怜虫在职场上没什么成就，对宗教也失去了信仰，嚷嚷着要自杀，但很少真的去做。他们十分绝望，与周遭的社会环境"格格不入"。这个阶段会持续几个月到一年多。

克雷珀林在自己编写的《精神科学课本》（*Textbook of Psychiatry*，1909—1915年，第八版）里，援引了浪漫主义时期歌德创作的角色——少年维特，来描述抑郁症患者与世界的脱离，或者叫"人格解体"："我好像站在一个柜子前面，里面装满了稀奇古怪的东西，我看到小人儿和小马在我眼前到处乱跑，我常常问自己这难道不是幻觉。"这就是第一类抑郁状态的一些表现，克雷珀林把它叫作单纯忧郁症。就像以往一样，文学创作尽管受到一些一般性的限制，但它仍然是一个现成的手段，能用来表现精神病学现象的微妙差异。

抑郁症的下一个阶段叫严重忧郁症。比起上一个阶段，增加了幻觉、妄想症，或者自我嫌恶的症状，还有可能有疑病性的错觉。患者仍然意识清醒，但"总是会回到抑郁的错觉里"，"患者会看到人影、鬼魂、还有亲人的遗体，有些东西在他们眼中是虚假的形象，'都是魔鬼在作怪'。他们会看见绿色的碎布从墙上掉下来；墙上的一个彩色的斑点就像嘴巴，一张一张的，会咬掉小孩子的头。一切看起来都是黑色的"。"罪恶的念头"、强烈的愧疚感，都可能会折磨患者，而宗教则是"非常有利于滋生自责情绪的土壤"。患者可能会觉得自己违反了戒律，然后就随之产生"受到迫害的想法"，觉得自己应该受到惩罚，遭到一致的谴责。在此基础上，患者可能会发展成为"妄想性忧郁症"，"不断出现受到迫害的念头，频繁幻听，这种感觉会始终保持"。与此同时，还有另一个子类别叫"幻想性忧郁症"，主要特征是患者会看到"大量的幻觉"。每个患者的幻觉都截然不同，但这些幻觉历来都有一个共同的特征，就是与患者所处时期的文化息息相关："患者觉得电话给他充了电，X光会在夜里把他照亮，有人拽着他的头发拉他；他觉得自己的床上有别人躺着；他吃东西，觉得味道尝起来就像肥皂水，像粪便，像尸体，或者就好像发了霉。"

要说身体上的症状的话，患者会感受到"抑""郁"字面的意思，"就好像胸口有沉甸甸的压抑、郁结的感觉"，同时还有忧郁症患者普遍的症状，比如便秘、胃口差、失眠、心跳加速、皮肤"蜡黄""两眼无神"等。所有这些都表明，这种由于身体机能出现障碍而引发的疾病把身体和头脑的能量都榨干了。这个类型的抑郁症，可能会在生病、情绪低落，甚至是"短期的兴奋"之后突然发作，可能持续6到18个月，有时"症状部分缓解"，但"好转得特别慢"。整体来看，躁狂−抑郁状态会在患者一生之中反复发作，不是什么好兆头，但就单次的发作来说又比较积极，有症状缓解的希望。

克雷珀林把第二大类的最后一个子类别——"谵妄性忧郁症"等同于19世纪我们很熟悉的"有幻觉的忧郁症"，这和格里辛格的分类是一样的。这种"抑郁性精神错乱"让患者彻底地陷入了迷惑，"不切实际的空想严重地遮蔽了意识"。患者会看到"无数可怕的幻觉，有各种各样的变化，让人迷惑的错觉就这样产生了"。有些异象和上天的启示有关，带有宗教色彩，有些幻觉则是涉及身体（比如患者变性了，得了癌症，出现溃疡）。由于这些经历，患者的神志彻底迷乱了：他们"真的是什么都不知道了，问他们问题，回答也往往是矛盾的，让人理解不了，或者会说些不相干的事情"。

抑郁状态的第三大类是木僵，"主要特征是患者有大量不连贯的、像梦一样的错觉和幻觉，意识明显受到遮蔽。这种病症很少单独发作，一般是在其他类型的抑郁症里发作"。克雷珀林还引入了"更年期忧郁症"这样一个类别。一般认为这种抑郁症主要出现在中年后期或者老年患者身上，并伴有妄想症。他后来把这个单独的类别加到了躁狂–抑郁症中，形成一种混合的状态，并且认为这种状态的预后比他原先以为的要好一些。

克雷珀林的观点与19世纪的观点相似，并不足为奇。他认为这些情绪病的主要诱因是遗传倾向，这在高达80%的病例里都体现了出来。女性明显比男性更加脆弱，更容易患病，这个问题我们后面会再探讨。克雷珀林十分强调的是内部因素，而不是像爱人去世、爱情受挫或者经济问题这一类外部事件。即使是这些外部事件表面上看起来好像引发了抑郁症，但它们自身事实上也还是源于先天的内部因素。

克雷珀林的理论对20世纪精神病学的发展来说非常重要，是因为他认为通过仔细观察疾病病程中的各种症状，就能推断患者是否患有精神疾病，还能知道是身体的什么潜在原因导致的。他所提出的抑郁症症状为抑郁症的诊断和分类奠定了基础，直到现在还发挥着影响力。不过，他的理论也为后续几十年埋下了一个问题。因为他认为躁狂抑郁症表现出一大堆症状，让人眼花缭乱，但这些症状只是某一个基础病的表现形式，某些症状可能只是那个更深层疾病的外在体现，因此他判定，有些人虽然只表现出了抑郁症的体征，而且尽管没有证据表明这个患者有躁狂症，但他其实是患有躁狂抑郁症的。同样地，他还假设，随着时间流逝，情绪病患者就会表现出抑郁、躁狂或二者混合的状态。所以，即使有些症状可能不一定要按重症来解释，他也倾向于往深层病理学的方向去猜测。在他眼里，哪怕有一些轻症只是患者因为外部事件而自然流露出来的悲伤情绪，他也会觉得这是一个先兆，预示着患者的病情还会恶化。

就治疗方法来说，克雷珀林不是特别有创意：他建议轻症患者主要在院外休息，重症患者还是要收治到精神病院。作为一名医生，他最初在慕尼黑的一家精神病院工作，后来又到慕尼黑的精神病诊所深入研究自己感兴趣的领域，所以接触到更多的就是重症病例。要治疗这些患者，改变身心环境是非常重要的，可以把他们安置到和睦开心的家庭中，或者融入到社区里去。护理要经常提供，护理人员也应当是温柔的、让人安心的。停止亲属探望也是有效的，这样能避免对患者造成情绪上的压力。有必要让患者卧床休息，保证膳食营养，这样才能增强体质。而且泡热水澡比镇静剂要好，能够缓解失眠。

针对自杀倾向的治疗还是一如既往，要确保时刻警惕，精神病院在这方面就做得相当不错。所以在各种治疗方法里，克雷珀林还是首推精神病院，不过他的治疗方案在当时并不算是标新立异。而且可能也有人会说，他提出的这个躁狂-抑郁性精神病的概念，其实早在19世纪就已经在各种论述里酝酿成熟了，他只不过是把各种思想集合起来，进行了梳理。但即便如此，他还是通过给综合征（通常是症状模式）分类，再根据那些综合征把精神疾病分成群组的方法，给现代精神病学设立了一个模板。而且他还证明，老一套的分类方法只知道比较主要症状，这是行不通的。

弗洛伊德的选择

西格蒙德·弗洛伊德曾写过一篇文章，题目叫《哀悼与忧郁》（*Mourning and Melancholia*，1917年）。在这篇文章里，他给忧郁症下了一个定义，认为这是患者在童年经历了失去之后的反应，并往往会因此把压抑的怒火发泄在自己身上。对弗洛伊德来说，抑郁还没有上升到"抑郁症"。他把这个词当作形容词来用，而不是指代某种疾病类别，忧郁症则是无意识冲突的一个特征，这个理念到了后期十分盛行。像克雷珀林一样，弗洛伊德也是在19世纪开始研究工作，但他在20世纪可以说是一个里程碑式的人物。在弗洛伊德看来，精神疾病源于精神诱因，不一定是身体出了问题。他没有把抑郁症归咎于患者母亲神经构造的缺陷，也不认为是身体受伤导致的问题，而是关注无意识内驱力、隐藏的渴望以及心理冲突的运行。他也关心能量问题，但他觉得精神能力和心理其他层面的能量在经历心理冲突之后可能会转化成焦虑、抑郁，或对身体造成其他影响。虽然早在古希腊罗马时期，古人就提出"非自然要素"之一的激情能够引发忧郁症，认为情感会对身心造成影响，但弗洛伊德摆脱了这种解释，引入了"无意识"的概念，也就是意识清醒的头脑完完全全不知道的一部分（因此叫"无"意识，而不是"潜"意识，也不是"下"意识）。他说，因为患者压抑了一些感觉，就无法意识到某些心理冲突的存在，但也正是这个压抑的过程可能造成冲突在无意识中不断酝酿，最终表现为身心疾病。

弗洛伊德的追随者和合作伙伴卡尔·亚伯拉罕（Karl Abraham，1877—1925年）是一名德国精神分析学家。他首次从精神分析的角度写下了关于抑郁症的想法，助推了弗洛伊德对抑郁症的思考。他曾在瑞士的布尔格赫尔茨利精神病医院工作，并在此期间了解到了弗洛伊德的思想。这家医院也留下了卡尔·荣格（Carl Jung）的身影。亚伯拉罕能够提供抑郁症的详细临床信息，他注意到抑郁的感觉和焦虑一样，在神经症患者和精神病患者当中都普遍分布，并且都是由于压抑无意识冲突而导致的，但恐惧和悲伤只是正常的情感，有明确诱因。在1911年的《精神分析调查及躁狂—抑郁性精神病和相关病症的治疗笔记》（*Notes of the Psycho-Analytical Investigation and Treatment of Manic-Depressive Insanity and Allied Conditions*）中，他认为抑郁症不是患者把愤怒向外发泄在别人身上，而是他们将怒火转向自我的产物。与之相反，对"失去"的人进行哀悼，是有意识地执迷于逝去之人。于是，将抑郁症患者的愤怒释放出来，就成了精神分析派的治疗目标之一。后来，亚伯拉罕成为了弗洛伊德学派其他重要人物的分析医师和老师，其中就包括尚多尔·拉多（Sándor Radó，1890—1972年）和梅拉妮·克莱恩（Melanie Klein，1882—1960年）。

我们前面提到，弗洛伊德写了一篇重量级文章《哀悼与忧郁》。他在这篇文章里扩展了亚伯拉罕关于抑郁症的初步理念。哀悼是正常的悲伤情绪，是在失去了亲人、爱人以后的自然反应，无需医疗干预。从这个角度上来说，哀悼是有原因的抑郁。要让哀悼的人逐渐恢复，只需让他把悲伤的情绪都发泄出来，完成这个过程就可以了，不用从外部进行任何干预，连精神分析医师也不需要。而另一方面，忧郁即使和哀悼有相似的症状，但它还是属于无缘无故的抑郁。这两种症状基于不同的精神动力，前者基于意识，而后者基于无意识。忧郁症患者并没有意识到，自己是在把对早期某个爱的客体（比如忧郁症患者强烈认同的父亲或母亲）的愤怒转化成了自我嫌恶，从而导致悲伤、不高兴、无精打采，还有病理性退隐、脱离外部世界的症状。弗洛伊德认为，这两种症状都专注于丧失，但丧失的性质却大不相同。

弗洛伊德推测，婴儿原欲力的能量在最初指向自我，然后逐渐与所爱的"他者"形成了强烈的认同，直到自我感到自己已经把他者也包容了进来。他说，当婴儿长大成人后，感受到悲伤时，童年的经历再次浮现，自我就会去攻击内投射的"他者"，或者说是"客体"。这种自我指责就会引发忧郁症。弗洛伊德认为，抑郁症患者那种奇怪的漠不关心的反应能够证明，爱的客体，也就是在他幻想中已经成了自我的一部分的那个客体，才是愤怒真正的焦点。要想弥补忧郁症患者无意识中的丧失，也就是感到自我被掏空的那种感受，就只能让这种无意识的愤怒浮现出来，使患者意识到它，然后再引向真正愤怒的对象。

在《哀悼与忧郁》里，弗洛伊德一方面提出了新的重点：要关注内心的失去，而不是身体失衡或者机能失调，另一方面也呼应了一些过去的思想，比如他认为忧郁症患者可能比其他人能力更强，洞察力更好。他举了哈姆雷特这个例子作为忧郁症患者的典范，指出抑郁的人"比起其他没有忧郁症的人，更能洞察真相"。他承认，"忧郁症这种病，定义总是变化不定，甚至在描述性精神病学里都是这样。它会表现出各种各样的症状，而把这些症状分组，归为单一统一体的做法，好像看起来不是那么可靠"。借这段话，他又再一次论述了无缘无故的悲伤这个观点。同时，这段话内涵也非常丰富，信仰后现代主义的人还可以进行多种解读，利用弗洛伊德来展示出语言和现实世界的剧烈动荡。我们在最后一章会探讨这个问题。

抑郁症与对爱的渴求

第二次世界大战之后至20世纪70年代，是美国精神分析盛行的时期。在很大程度上，战后欧洲难民的涌入激发了这一思潮，而弗洛伊德和他的追随者们之前又写了很多相关文章，也为此奠定了基础。尚多尔·拉多是一名匈牙利精神分析学家，也是亚伯拉罕的一个学生，在一战以前就见过弗洛伊德。他通过继续分析有影响的思想家，比如奥托·费尼谢尔（1898—1946年）和威廉·赖希，帮助把弗洛伊德的这一套欧洲思想发扬光大。后来，在职业生涯中，他因为和弗洛伊德相互争斗，都想对精神分析未来在美国的发展产生更大的影响力，两个人就反目了。在美国，精神分析还是一个新的领域，弗洛伊德学说的追随者们希望通过纽约精神分析学院进行探索。该学院在1931年成立了第一所培训学校，校长正是拉多。拉多认为忧郁症是"对爱极度绝望的渴求"。他引入了一个概念，与如今的现代心理学遥相呼应，即抑郁症"最突出的特征"就是"自尊感和自我满足感降低"。在他早期的思想里，他在抑郁性神经症和忧郁症之间进行了区分。前者不太严重，患者能够意识到自己自尊水平低，想要掩盖起来，而后者则会明显表现出"错觉式的自我指责"，状态比较接近精神病性抑郁症。

拉多对抑郁症患者没有丝毫的赞美。在他看来，抑郁症的核心是自恋：他们就像小孩子一样，希望从各种各样爱的对象身上获得认同，得到爱，一旦得不到，他们就会愤怒起来。然后，他们的自我（自身）和超我（良心，或是神志清醒的精神自我）就产生了冲突，内心会经历"愧疚、赎罪、原谅"三个过程。这个框架比较奇怪，有一种天主教的色彩，它是来源于婴幼儿时期的"大怒、饥饿、吃奶"三种状态。这种饥饿象征着失去了爱，在人长大了以后会引发抑郁状态。在更极端的真性忧郁症的情况下，还有可能会从神经症，也就是患者和现实以及客体有所联结的状态，转变成神经病。这时，患者与现实之间的纽带已经松动，或者彻底破裂。

20世纪50年代，拉多改变了对抑郁症的看法，提出了"适应性精神动力学"的概念。他得出结论，认为"必须从适应性的角度来评估抑郁症的整个过程，把它理解成一个失败的修复过程"。如果一个人为了重新获得母亲的爱而感到愧疚，并在服从母亲的命令中感到恐惧，那他就会患上"运动阻抑型抑郁症"；如果他的驱动力是愤怒，那他就会成为"激越型抑郁症"患者。

奥托·费尼谢尔是一名维也纳精神分析学家。他在1915年见到了弗洛伊德，后来又搬到柏林，接受拉多的教导。他归纳总结了1945年之前精神分析法的发展历程，提供了很大的帮助，还指出抑郁是神经症大多数症状的一个层面，但在患者濒死时，"在忧郁症让人备受折磨的状态下，它是最可怕的症状"。与拉多一样，费尼谢尔认为依赖型自恋、丧失感，还有低自尊是抑郁症的基础要素。

如果"口欲性依赖的人"，或者在一两岁的"口欲期"时大人不给吃东西，没有得到口腔刺激的人"缺乏重要的供给"，那么他们的低水平抑郁症就是一种"警告"，预示着重度抑郁症可能会发作。他还注意到，在抑郁状态连续发展的过程中，神经症什么时候就发展成了精神病（"冲突逐渐内化"），这中间并没有明确的划分。

梅拉妮·克莱恩生于维也纳，接受的是弗洛伊德学说的教育，但她晚年一直居住在伦敦，并提出了"客体关系"的观念，总体上对精神分析法产生了巨大的影响。克莱恩关注儿童的早期发育（她自己就有三个孩子，还亲自对他们进行了分析），她提出的理论是，婴儿对其最初的"客体"，主要是母亲，还有母亲的"部分客体"，比如乳房，都怀有矛盾的情感，爱恨交加。然后又因为儿童把客体的这些方面"并入"到了自我或本我之中，那种矛盾的情感就可能演化成在自我内部的冲突，出现复杂的感情投射和"内射"。1935年，克莱恩首次提出"抑郁心位"的理念，暗示断奶期会让婴儿有强烈的分离感、丧失感，觉得非常痛苦。这一阶段和弗洛伊德式忧郁症相似，而且对儿童发育至关重要，因为成人之后经历的事件可能会再次引发那些抑郁的感觉。

为了解决成人后的抑郁心理位置问题，精神分析医师需要进行判别，让患者从"好"客体，或者说是母亲（的表象）那里"内射"积极的情感，也就是爱和安全感。在克莱恩的理论中，这种对母婴关系的关注既是优势，也是劣势，既产生了巨大影响力，又遭受了批评，有人认为她把婴儿可能产生的感觉，还有母亲的突出角色看得太重要了。她本人就明显因为和母亲相处艰难而患上了抑郁症，这并不是巧合。

爱德华·比布林（1895—1959年）是一名20世纪中期的犹太精神分析学家。他出生于加利西亚，但在维也纳接受了医学教育。他认为抑郁症的核心是自尊的丧失，并指出，"单纯"抑郁症和"忧郁型"抑郁症都只是患者通过不同的心理机制来尝试恢复自尊的阶段。抑郁症是"本我在情感上表达出（表示）的无助和无力，和可能摧毁自尊形成机制的因素毫无关系"。按照他的观点，患者会得抑郁症，是因为患者的本我无法达到自己的期望，成为一个杰出、坚强、优秀、关爱他人的人。

口欲能不能得到满足，会发挥什么作用，比布林都不是那么关注。他认为，一个人早在婴儿时期就体验到自己很无助，或者说没有办法提供"供给"，才是这个人成人之后最突出的诱发抑郁症的因素。因为到了那时，这个人"很痛苦地发现别人不爱他"，可能就会重新激发他婴儿时期的感受。这就是一个基本的机制和过程，而各种各样的抑郁状态是其"并发症"。还有很重要的一点是，比布林评论了在抑郁症历史上很有争议的一个特征，也就是自恋式的继发性获益。这是指患者会通过抑郁症的症状来博取更多的关注或喜爱。后来由于二战，比布林和许多居住在奥地利的犹太人一样，被迫（经由英国）移居到了美国。

与比布林的经历类似，伊迪丝·雅各布森（1897—1978年）生于德国，起初学习的是物理医学，而非心理医学。后来她由于拒绝泄露一名患者的信息而遭到纳粹监禁，之后被迫移居美国，最终在纽约逝世。她曾在海德堡大学医院的儿科实习，这让她逐渐对儿童心理学和精神分析产生了特殊的兴趣。她不太赞同把神经性抑郁症，还有精神病性抑郁症看成一个统一体，只是严重程度不一样，而是认为精神病性抑郁症虽然被覆盖在一层又一层的心理偶然因素之下，但它实际上源于神经生理方面的问题，而神经性抑郁症就不是这样。躁狂性抑郁症始终属于精神病性抑郁症。重度抑郁症则来源于"没有得到母亲的理解和接纳"，因为这会减少儿童的自尊，让儿童内心产生冲突，把攻击转向自我，造成无助的感觉，最后使他抑郁。抑郁症的严重程度取决于"敌意有多强烈"，还有沮丧的情绪持续了多长时间。

在精神分析领域，对抑郁症的治疗方法可能有些不同，但总体还是比较侧重于女性作为母亲的角色和早期性发育的作用，以及在恋母情结的背景下男性作为家长的角色。在20世纪七八十年代，有大量女权主义者批判这种观点，但那个时候，精神分析的影响力已经消退，生物医学模式正在兴起，关注点转移到了症状上。不过，性别因素仍然是抑郁症诊断和治疗的核心。

美国模式下的抑郁症观念

前面讲到，在20世纪上半叶，精神分析派和克雷珀林派在整个西方世界兴起，并相互融合，不过我们这本书剩余的章节还是主要关注英美两国。虽然欧洲流派的影响仍然至关重要，但我们接下来要通过美国市场的发展情况，来描绘出相关研究和实践最终对全球产生了怎样的主导影响。

在美国，20世纪中期之前，阿道夫·迈耶（Adolf Meyer，1866—1950年）[1]提出了"生物心理社会学"方法，在主流精神病

---

① 阿道夫·迈耶，美国著名精神病学家，约翰·霍普金斯医学院新建精神病学中心的首位院长，20世纪上半叶精神病学领域最有影响力的人物之一。——译者注。

学实践中，推动医生更多地去关注患者。迈耶以务实的态度借鉴克雷珀林的理念，同时远离弗洛伊德派的精神分析理论（美国精神分析革命兴起，大体上要到二战以后了）。他不赞同把疾病和患者的个体情况割裂开来，并在1905年提出，忧郁症这个类别应该由抑郁症取代。

迈耶是一名精神病学家，生于瑞士，和克雷珀林、弗洛伊德都是一个时代的人。在我们讲述的抑郁症故事里，他扮演的角色是20世纪头40年引领美国精神病学发展的重要人物，所以也对怎么理解抑郁症、怎么治疗这种疾病产生了深远的影响。他越来越批判克雷珀林定义抑郁症和躁狂症的方式，觉得包容性太强了。他指出"许多抑郁状态"并不属于躁狂–抑郁这个大标题下的分组，暗示有大量这一类的抑郁状态应该和克雷珀林的分类进行区分。

他还抱怨了命名这个问题。1902年时，他说"人们现在用忧郁症这个词，指代了所有以抑郁为主要症状的异常状态"，到了1905年，又说他"想淘汰忧郁症这个词。它代表的是黑胆汁这门学问，可人体里又没有黑胆汁，而且不同的学者又用它指代不同的具体含义。如果我们不用忧郁症这个词，而是普遍使用抑郁症，那就可以不用推测就能清楚准确地表达原来一般用忧郁症指代的含义。而且，也没有人会质疑，我们出于医学目的，需要扩展抑郁症的含义来指代那种抑郁症……我们可能会把比较突出的类型和单纯的差别不太明显的抑郁症区分开来。除了躁狂–抑郁性抑郁症、焦虑性精神病、抑郁性谵妄和抑郁性幻觉、早发型痴呆中的抑郁发作、症状性抑郁症，还有无差别性抑郁症都会出现"。这等于给忧郁症的棺材板上钉钉子，加速了它的消亡，因为它背负的累赘造成了不少麻烦，已经超过了它本身的价值。必须指出的是，直到20世纪下半叶，抑郁症这个词才成为我们现在所说的含义，才开始按照现代的用法来使用。这一转变也说明，迈耶治疗精神疾病的方法是很务实的。他的适应性很强，愿意创新，或者借鉴不同的看法（既包括克雷珀林，也有弗洛伊德），从而更加深入地理解自己研究的问题。

他没有使用克雷珀林说的综合征，而是提出了"反应类型"，依据的观点是精神疾病是由于"患者想要尝试调整，但要么力度不够，要么想保护自己，要么为了逃避，要么尝试没能成功，遭到了破坏，于是在这种情况下做出了一种错误的反应，或者采取了替代措施"。以前的那些解释，都不得不假设遗传倾向、细胞的变化、神经虚弱，还有众多"我们没法实地接触去证明的"其他因素，这让迈耶越来越感到不满。如果在他所谓的"单纯抑郁症"，也就是"或多或少超出了一般状态的抑郁情绪"中，有一个抑郁性的反应，然后这种反应可以看作是对出现了问题的状况而做出的反应的话，那么我们就能思考如何处理"可修改的决定因素"，从而可能改善病情，或治愈患者。这样，精神病学家就可以进入"现实的活生生的世界"，而不是注定"唠唠叨叨，重复那些神经病学术语"。简单来说，迈耶的这种方法有望让人们从19世纪的治疗方法和理论中解放出来。

迈耶提出的六种病症，或者说反应类型有：对器质性病症的反应、谵妄状态、实质上的情感反应、妄想狂的症状、癔病和精神衰弱（这种病症已经过时，和强迫症非常相似）的替代性失调，以及出现缺损和恶化的反应类型。"单纯抑郁症"，以及躁狂抑郁症和焦虑，都属于情感反应这一类。迈耶很喜欢造新词，有些流行了起来，比如"精神生物学（psychobiology）"，但有些就不受欢迎，比如"精神病学（ergasiatry）"，还有"客观精神生物学（ergasiology）"。后面这两个词用了前缀erga-，应该本来是要指代患者个体的机能或者"做功"的。他提倡的"精神生物学"方法，会详细探究一名患者的特殊心理、社会和生物特征，而不是只分析某一个因素。考虑到抑郁症患者在工作环境里处理工作流程的时候，精神功能运作也会受到影响，迈耶还在他的治疗方案里提出了"职业治疗"的概念。对他来说，一个人的日常活动也是决定心理（和身体）健康的关键因素。

迈耶的方法适应性强，这是一大优势。他主张要详细地了解患者以往的个人情况，还有"典型反应集合"。每个人对于特定的事件和环境都有特定的反应。如果能够分析反应的原因，或许就能找到方法，形成适当的适应措施，而不会造成适应不良。因为他比较怀疑前人那些不能证明的理论，所以没有让别人的理论牵着走，而是非常实际地对患者进行治疗。在治疗方法里提遗传因素，是会让人很悲观的：一个人又如何能逃脱写在基因里的命运呢？幸运的是，迈耶摒弃了这种态度，而是提出了他自己的疗法，既能"服务于患者的利益"，又能和患者合作，利用他们的"资源"："患者的本性想要恢复平衡，但恢复的手段却常常存在缺陷，容易犯下大错，最后只会削弱自我调节的能力。精神病学家作为了解患者生平的人，必须帮助患者本人去扭转这种本性。"而他这种方法有一个问题，就是太过于个性化了，好像什么都证明了，但又什么也没证明出来：如果一种病这样侧重于个体患者，那又要怎么总结这种病的一般特征呢？

我们从迈耶对待患者的态度里可以大致看出，他的总体治疗方法是人道的，除了运用精神疗法，还结合了更加侧重于身体的干预措施，比如水疗、职业疗法，同时他也一贯重视患者的休息和营养状况。对抑郁症患者来说，医生需要"基于对患者个人还有相关情况的了解，对患者表示理解，从而提供……一种安全感"，还要"避免引起任何敌对的态度，妨碍患者进一步吐露内心的烦恼"。

在运用精神分析概念及疗法的同时，这个时期还出现了新的身体治疗方法，其中有一些最后用在了抑郁症患者身上：相关药物和电击疗法（ECT）的历史我们后面会详细介绍，但概括来说，就是到了20世纪40年代，一些神经病学家和精神病学家开始将更多的精力放在身体疗法上，包括休克疗法：在这个时期，身体治疗和精神分析方法共存，只不过经常相处不太融洽。1939年，有一位临床精神病医师曾写道，希望胰岛素休克疗法还有戊四氮（一种药物，高剂量可导致惊厥）治疗取得成功，这样就能不再使用弗洛伊德的精神分析那一套理论了。其他人则抱怨"坐在办公室的"精神病学家从来不会实地去精神病院，诊治那里的重病号。在实践中，两种疗法可以同时使用。

世界大战，尤其是二战，对美国造成了影响，而精神病学，特别是精神分析相关的理论也随之扩大了影响力，深入到了大众之中。抑郁症的诊断在日后得以扩大推广，有一点很重要：精神病医师曾治疗战争中出现心理问题的士兵取得了巨大成功（并使他们重返战场），这表明精神病医师也能帮助大众。这里的关键在于，士兵不会因为得了病就承受污名，他们只是因为战斗太过疲劳才产生了这样的反应，就像普通人身体受伤产生的反应一样。给这样的士兵治病之后，精神病医师就看起来好像也和其他医生没什么区别了。这些士兵都是"正常"人，而不是什么需要关在精神病院的重症患者。如果精神病医师能给他们治病，那同样也能治疗普通人，因为普通人也会有心理问题，而且他们现在也不用担心会蒙受耻辱了。

到了20世纪50年代，熟悉精神病医师工作的人变得更多了。他们有的人读过一些大众杂志以后，还学习吸收了流行的心理学词汇，这样在接受心理健康服务、购买相关产品的时候就能很好地派上用场。对于这种转变的发生，社会精神病学家出了一份力。他们向大众宣告，自己的使命就是改善公众的心理健康。其他学科的医生能做到的，他们也能。在二战之后，这场运动开始引人注目，不像精神分析那样关注个体，而是去审视社会因素在精神疾病里扮演了什么角色，《曼哈顿中城区研究》（*Midtown Manhattan Study*，1954年）就是一份标志性的分析报告。战争精神病学已经揭示出外部因素或者说社会力量，对人的心理会产生什么影响，与此同时，社会学作为一门学科兴起，恰好和这种关注相契合。二战还进一步推广了一种理念，也就是所有人都有可能患上精神疾病，因为人人都有"崩溃点"，而引发崩溃的，既有可能是个体的心理结构，也有可能是环境因素，二者同等重要。这种思潮又带动了20世纪五六十年代的社会精神病学，提出用筛查项目来检测军队入伍人员是否合格（但没成功）。同样的筛查项目还在50年代进行社区调查时，用到了普通大众身上。尽管军队筛查项目并没能防止有士兵患上精神病，也没有选拔出多少可能比较优秀的士兵，但人人都有精神疾病的"风险"这个总体原则还是很有说服力的，在战后也一直延续到了平民精神病学中。

上面这些各种各样的趋势，为20世纪下半叶心理健康市场规模的激增做好了铺垫，尽管在初期，人们还是更关注焦虑，而不是抑郁。

第六章

新型抑郁症

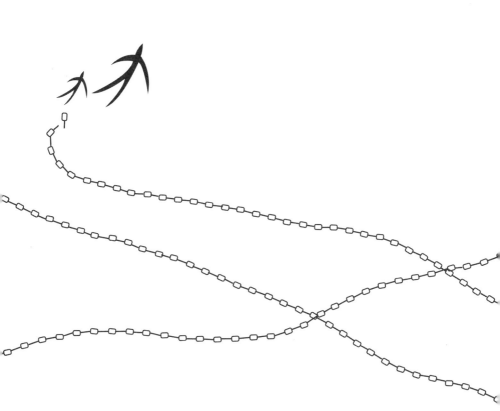

在这一章里，我们来介绍"新型"抑郁症的崛起过程。这个抑郁症概念在20世纪70年代末、80年代初提出，一直延续到了今天。它指的是病理性的悲伤，大体上由生物模型定义，最著名的例子就是如果用百忧解这种药物来治疗的话，简直是药到病除。百忧解可以称得上是灵丹妙药，在20世纪的最后十年开始声名鹊起（见图14）。

美国的《手册》第三版于1980年出版。这本手册基本上完全基于症状，给出了一个宽泛得多的临床定义（并沿用至今），故而成为了新型抑郁症的《圣经》。医学研究里存在政治问题，而医学实践中有人想寻求方便，《手册》第三版就由此诞生。随之而来的就是学界不再遵循过去的抑郁症模型，这给数百万患者造成了真真切切的后果。

直到20世纪70年代左右，弗洛伊德和迈耶的精神病学理论一直在抑郁症理念方面占据主导地位，而克雷珀林的学说基本上被冷落在一边，无人问津。疾病类别划分得太过分明，没什么必要，因为重点是要弄清楚怎么能解决无意识的心理冲突，而不是这种冲突引起了哪些变化多端的症状。在美国，大多数患者如果没有住精神病院的话，看病都是要自费的，所以基本上没有第三方（比如保险公司）参与进来，需要某种疾病的具体诊断。然而，1970年以后，情况就发生了变化，因为精神病学界开始面临压力，不能再像以前那样模模糊糊了，而是要给出更加确切的答案（或者说是显著的确定性）。

一切尽在症状中

在克雷珀林通过《手册》第三版重出江湖之前，一些英国研究

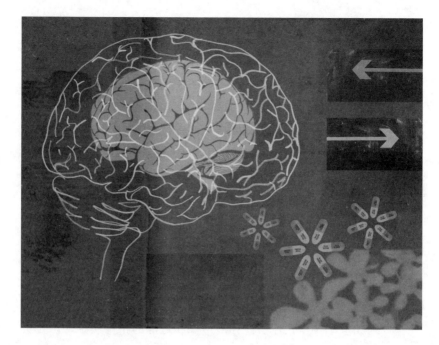

图14　罗伊娜·达格代尔的"大脑与百忧解"。这幅画展示了抑郁症的生物医学观点。据说，百忧解是通过提高突触（神经元之间传递电信号或化学信号的桥梁）中的血清素水平发挥药效的，但关于这个过程，人们有很多争议，有人还质疑它到底起不起作用。（伦敦，韦尔科姆图书馆，罗伊娜·达格代尔）

人员通过对症状群进行统计分析来发展他的理念，试图弄明白抑郁症到底是一种精神障碍，还是很多种。统计学应用到医学领域，在20世纪初就已经开始了。精神健康研究人员又对统计技术进行了调整，最初在医院里用来辨别不同的患者群和疾病群，世界大战之后进一步运用到了社区实践中。1934年，精神病医师奥布雷·刘易斯在伦敦的莫兹利医院工作，负责61名患者。他说区分内源性（源于内部）抑郁症和外源性（受到外部的激发）抑郁症是不切实际的，因为大多数内源性抑郁症确确实实有外部的诱发因素，同时外源性抑郁症也往往和之前存在的诱发因素关系密切。还有一小群研究人员称，他们没有办法提炼出足够泾渭分明的症状模式，用来区分不同类型的抑郁症。刘易斯和这些研究人员提出的论据似乎都证实了克雷珀林的观点，也就是抑郁症是一种单一的疾病，而现有的神经性抑郁症和精神病性抑郁症的这种区分是没有根据的。

然而，无论是在美国还是英国，从20世纪20年代到70年代，占据主导地位的都是弗洛伊德和迈耶（基于个体情况）的理念，所以主流精神病学实践并没有采纳上述观点。显然，精神病性抑郁症患者对治疗的反应很明确：他们在接受了电击疗法，服用了丙咪嗪（20世纪50年代开发的首款上市的"三环类"抗抑郁药）以后，效果比病情不太严重的"反应性，或者说是神经性"抑郁症患者要明显得多。不过，到了这时候，因为很难找出有哪种抑郁症不受到任何环境的影响，"内源性"的含义已经发生了变化。和病情较轻的神经性抑郁症比起来，这种症状模式被认为病情更重，而且（或者）精神病特征更强。而"神经性"这个词开始更多地代替"反应性"，也是出于同样的原因：各类抑郁症患者似乎都会因为受到某种环境压力，倾向于做出反应，也就是患上抑郁症。

虽然这些研究人员声称是在模拟克雷珀林的方法论，但其实他们是借助"因素分析"这种新方法，运用抑郁症症状的统计数据来分析单个症状和其他症状的联系程度有多紧密，一次性就研究完了症状群。他们没有像克雷珀林一样，一丝不苟地按照时间顺序记录病程进展和既往史，这种对细节的重视在统计学的美丽新世界里已经丢失了，他们的眼里只能看见症状模式。而病因是什么，有多大比例的患者对病因做出了反应，这样重要的问题却没有人考虑。换句话说，历史流传下来的普通悲伤和过度悲伤（"无缘无故的"悲伤）之间的区分，已经消失不见。这对我们这个时代造成了严重的影响，我们后面很快就会讲到。

20世纪70年代，无论在理论还是实践层面，局面都非常混乱。各派除了一致同意要区分精神病性抑郁症和神经性抑郁症以外，基本上没达成任何共识。抑郁症属于非精神病性的疾病，但又持续表现出精神病性的形式，还是不是这样呢？神经性抑郁症有多少种症状表现，又属于什么类型呢？神经性抑郁症是演变成精神病性抑郁症的垫脚石吗？医生在诊断的时候也很随意，连哪种症状代表哪种神经性抑郁症都不能达成一致。到了70年代末期，大家都明显意识到需要做点什么事情，而出版《手册》第三版就是那件"事情"。

1952年，《手册》第三版的前身——《手册》第一版成为美国精神病学的基石，取代了1918年到20世纪50年代初期的标准参考书《精神病医院统计手册》（*Statistical Manual for the Use of Hospitals for Mental Diseases*）。后者重点关注的是医院里病情更严重的病例，而不是病情较轻、不需要住院的神经性抑郁症患者。这是因为精神病医师主要在精神病院工作，所以他们也自然更关注重症群体。到了20世纪中期，精神病治疗实践的重心转移到了医院之外，医生们开始更加全面地诊治轻症患者，使用的精神动力工具基本上都是从精神分析法流传下来的。

在这种新的局面下，迈耶关于患者对各种生活状况和事件的反应（所以叫"反应性抑郁症"）的相关著作，还有关于抑郁症的精神动力理念，就都吸收到了《手册》第一版和第二版中。这里重点强调的是谈话治疗，为的是揭示出可能导致忧郁症的无意识冲突，而不是找出格里辛格，还有（某种程度上）克雷珀林推测的生物诱因。《手册》第一版完全秉承精神分析的思想，根据该书理论，患者会患上精神神经病性的抑郁症，是因为他们经历了失去，感到非常焦虑，而无意识又把这种焦虑转化成了不同的模式。书里指出，"当前的状况，一般是失去的痛苦，促使患者产生了反应。这种反应还常常和他对过去的失败经历和某些所作所为感到愧疚有关"。在一定程度上，"患者对他失去（爱人、财产）这件事抱有多么矛盾的情感"，决定了抑郁性反应有多强烈。如果对失去感到焦虑，就会激发患者的无意识开启防卫模式，焦虑有多严重，抑郁的程度就有多深。而精神病性抑郁症则是另一种不同的类型，它包括躁狂抑郁症和其他精神病性特征，比如"对现实严重曲解，有时还会出现错觉和幻觉"。

这之后，《手册》第二版在20世纪60年代末期出版。它给"神经性"，也就是"反应性"（非精神病性）抑郁症下的定义是"由于内心冲突，或失去爱的客体、珍视的财产等重大事件而产生的过度抑郁性反应"。这并不是躁狂抑郁症，也不是更年期忧郁症。和具体症状相比，精神分析学家更关心的是，到底是什么潜在的精神动力引发了神经性抑郁症和精神病性抑郁症。到了1980年，随着《手册》第三版横空出世，并发现了一种新型抑郁症，这种局面发生了翻天覆地的转变。事实上，在70年代初的研究里，圣路易斯华盛顿大学的精神病学家就（自认为）在按照克雷珀林的方法，试图通过对症状进行统计分析，来为抑郁症的研究和诊断设立更明确的指导方针。在外界眼里，精神病学总是模棱两可，让人一头雾水。这些精神病学家就使用患者的各种症状作为诊断标准，试图彻底扭转这种印象。

接下来，在约翰·费纳（1937—2006年）的旗号之下，这项研究开始为世人所知，条理也更加清晰。费纳曾是一名军医，他看到了越南战争对人造成的心理阴影，如今又看到高校也有人出现了心理问题，所以从此转行，成了一名精神病医师。大名鼎鼎、影响深远的"费纳标准"就是以他的名字命名的，一共描述了15种心理障碍。费纳在职业生涯中重点关注通过药物治疗精神疾病，成了有名的临床药理学家。他在1972年成立的研究所进行了数千次临床试验。虽然制订这些诊断标准的团队本意不是要用在临床上，但他们的确认为这些标准能让研究人员有一个共同的出发点，在比较不同症状组的时候能够清晰一些。和克雷珀林一样，他们认为抑郁症是一种单一的疾病，所以就把所有非躁狂性的抑郁症都放在了一个类别里。但他们忽略了一点，就是还有其他研究指出，精神病性单相抑郁症（不涉及躁狂症）和神经性抑郁症之间也可能是有差别的。

抑郁症是一种原发性的情感障碍。要做出抑郁症的诊断，患者需要满足三条标准：情绪上必须烦躁不安（悲伤、感到绝望等）；必须表现出括号内所列症状中的五种（食欲不振、失眠、无精打采、对正常活动漠不关心、思维迟钝、有自杀的想法、感到愧疚、激越）；症状必须已经持续一个月，而且不是由其他疾病引起的。所有满足上述标准的人就被视作抑郁症患者。但问题是费纳标准并没有得到现有研究的支撑，不太令人信服，尤其是内源性抑郁症和反应性抑郁症这个区分也站不住脚。而且，这个标准也没有提出充分的依据，能让人区分只是正常感到悲伤情绪的患者（哪怕悲伤持续了一个月以上）和过度悲伤的患者。

很快，费纳的一些华盛顿大学的同事出版了第一本教材——《精神病诊断》（*Psychiatric Diagnosis*）。这本书依赖于症状进行诊断，又因为关于抑郁症病因的争议，强调要超越相关探讨，不受其影响。如果不去进行病原学（对疾病起因的研究）的猜测，那么整个局面就会"更加干净清晰"。同样地，这本书为《手册》第三版奠定了基础，目前已经出版了古德温和古兹编写的第六版（牛津大学出版社，2010年）。不过该书仍然声称，没有受到繁重的理论包袱的影响。

《手册》第三版的下一块基石，就是1978年出版的《研究诊断标准》（*Research Diagnostic Criteria*，RDC）。这本书由罗伯特·斯皮策（1932—2015年）[①]和伊莱·罗宾斯（1921—1995年）合作编写。伊莱·罗宾斯也是华盛顿大学团队的一员，在40年代时是占主导地位的弗洛伊德精神病学的对手。书里的标准是费纳标准的转化，得到了美国国家精神卫生研究所（NIMH，全球最大的精神健康研究组织，1949年由美国政府成立）的支持，目的是巩固诊断的可靠性，细化精神疾病的定义。细化之后，一共有25大类精神障碍。这些标准还有一项重大变化，就是时限缩短了：一个月一下子变成了两周，而且书里也没有给出解释。在症状上，丧失兴趣可以代替烦躁不安的情绪，而且患者应该表现出某种社会功能缺陷，

---

① 罗伯特·斯皮策，精神科医师，是建立现代精神障碍分类的主要人物，曾任哥伦比亚大学精神病学教授，于2010年退休，可以说是20世纪最有影响力的精神病学家。——译者注。

或者曾经寻求过帮助。简而言之，这本书里抑郁症的临床诊断标准比费纳标准还要低。比如书里都没有排除因为亲人逝世而产生的正常反应。老问题又出现了：虽然这本书是想要用于研究目的，而不是其他目的，但医生很快就把这些标准运用到了临床领域。

《研究诊断标准》达到了计划中的目的：按照他们自己范围狭窄、让人半信半疑的定义来看，总体治疗可靠度倒是大幅改善了。诊断保持前后一致当然很好，可是实际做出的判断靠谱吗？"这些研究没有评估医生做出的诊断是不是能够有效预测抑郁症患者的病程、对治疗的反应，以及病因。"而且，区别正常悲伤和临床悲伤的问题也没有得到充分解决，仍然是大家争议的话题。

抑郁症的新理念

罗伯特·斯皮策作为《手册》第三版编辑团队的主席，得以修改《研究诊断标准》和费纳标准的一些内容，并创造了基于症状的诊断方法。他这番尝试能取得成功，是因为这样一套体系解决了精神病学行业到70年代之前面临的各种迫切问题。第一个问题就是精神分析法衰落，而和它竞争的理论方法又在同一时间纷纷兴起。这本新的手册因为几乎完全依赖于症状，所以在理论上是中立的，完美地绕过了这方面的争执，不用说服任何一方。重心现在已经变成了描述症状，而不是探究根源，所以几乎不会引起各个学派的反感。

反精神病学运动从不同的方向切入进来。这场运动由精神病学家托马斯·萨斯（1920—2012年）领导，法国理论家米歇尔·福柯（Michel Foucault，1926—1984年）[1]和英国的R.D.莱恩（R.D.Laing，1927—1989年）[2]成功地推波助澜。他们声称精神病学只是一种社会控制的模式，而不是真心想治愈患者。虽然反精神病学运动逐渐和60年代的反文化运动[3]联系起来，但事实上，它在整个20世纪一直在不断发展。肯·克西（Ken Kesey）的小说《飞越疯人院》（*One Flew Over the Cuckoo's Nest*，1962年），以及荣获奥斯卡金像奖的同名电影，都表达出了一种恐惧：害怕精神病院滥用权力，服务于压迫他人、让人顺从的社会。行为主义者称根本不存在什么精神错乱，所有行为都是习得的。而在实践层面，到了80年代，医疗费用大体上通过一纸保单，转移到了公立或者私营保险公司。在这种情况下，上面这种新的诊断显然更加精确，能够具体指出需要理赔的疾病，就像有一份症状清单，直接打勾就行，因而能够更好地满足保险公司的需求。而如果用精神分析法的话，对患者症状的解释都很难让人明白，操作起来就没那么方便。

最终，因为《手册》第二版没有提出能够确定具体诊断的症状，在诊断上不能达成一致，精神病学这一行业遭到了削弱。1972年的美英联合诊断项目发现，英国人诊断的抑郁症患者数是美国人的五倍。研究结果发布后，局面非常尴尬。即使是一个国家内部，

---

① 米歇尔·福柯，法国哲学家、社会思想家和"思想系统的历史学家"，法兰西学院思想体系史教授。毕业于巴黎高等师范学院、索邦大学。他对文学评论及其理论、哲学（尤其在法语国家中）、批评理论、历史学、科学史（尤其医学史）、批评教育学和知识社会学有很大的影响。——译者注。

② 罗纳德·大卫·莱恩，英国著名的存在主义心理学家。——译者注。

③ 反文化运动，是一种反文化反体制行为，这种现象首先发生在英国和美国，之后在20世纪60年代初至70年代中期在西方世界大规模传播。伦敦、纽约和旧金山是早期反文化活动的温床。随着美国民权运动的演进，反文化运动获得了进一步发展，并随着美国政府对越南军事干预的扩大而演变为一场革命性的运动。随着这场运动的发展，许多新的文化形式、亚文化先后诞生，波希米亚主义、嬉皮士等另类文化及生活方式应运而生。——译者注。

在同样的文化背景下，面对患者的同一个症状表现，不同的精神病医师的回应也是五花八门，让人惊讶，而且人们还不清楚这些医师到底能不能分清正常人和精神病患者。一个行业、一门学科，如果连谁是正常人、谁是疯子都不能达成一致，那怎么能说自己是科学的呢？如果诊断的一致性再高一些，精神病医师还有整个行业至少看起来还要更可信一点。

在某种程度上，斯皮策推行的《手册》第三版取得了巨大的成功，因为它有助于改变这一行业的形象，还很好地"回答了"一些问题，比如诊断不可靠、理论很困惑，还有反精神病学运动的一些抨击。但从另一个角度来看，它又是失败的，因为它忽略了新的症状诊断体系是否有效这个问题。《手册》第三版给出了一个抑郁症的新定义，但我们会在后面看到，从这个定义本身，还有它对治疗的影响来看，它不一定是个好定义。到了这一步，抑郁症的定义就不再根据病原学了，而是像费纳标准和《研究诊断标准》里那样，按照症状来定义了。同时，除了亲人逝世以外，其他外部状况都不被看作进行诊断的重要信息。重度抑郁症（MDD），也就是"单相"精神障碍，仍然和"双相"的躁狂抑郁症是分开的（与克雷珀林的观点相对）。而且，虽然重度抑郁症包含精神病性抑郁症，但其重点主要还是"单纯"抑郁症，是到目前为止人们眼中最普遍的抑郁症形式。在整顿理论架构的过程里，像"神经性""精神病性""内源性""外源性（反应性）"这些太复杂的概念和术语全都被抛弃掉了。

《手册》第三版没有区分正常的悲伤和抑郁症的精神错乱状态，造成了真实而严重的后果。有些人只是因为面临像离婚、生病和经济问题等不在《手册》第三版考虑范围内的生活重大变故，而做出了正常的悲伤反应。但如果给这些人进行治疗，就会导致"把大量正常的悲伤情况当成了疾病。这种做法很讽刺，非但不会提升抑郁症诊断的科学性，反而还会弄巧成拙"。按照这个说法，强效抗抑郁药副作用很多，本来只应该给重症患者谨慎服用，结果却扩大到了一般社区里，导致很多人在接受了精神病治疗干预以后，心理状况变得更加糟糕。

随着《手册》第四版"修订版"（2000年）问世，我们来到了21世纪的头十年。第三版和第四版在诊断标准上没什么差别。在第四版里，重度抑郁症还是单相情绪病，通常在重度抑郁发作（MDE）的间隔期间发作。而且要把它和心理沮丧（较低程度的抑郁）区分开。心理沮丧持续的时间比较长，而且没有重度抑郁症那么严重。事实上，要诊断重度抑郁症，归根结底还是要看有没有出现重度抑郁发作。按照定义，患者需要至少表现出五个症状（其中至少有一个应该是丧失兴趣或乐趣），持续两周，几乎每天都发作，而且和之前的状态是不一样的。症状可以包括心情压抑、体重降低、失眠、精神运动性激越或阻滞、疲劳、感到极度愧疚或觉得自己没用、注意力或决策力下降，以及总是想到死亡，或者想自杀。如果经判定，症状有临床显著性，或者严重影响了患者（在工作期间或其他场合）的正常行动，那就可以做出重度抑郁症的诊断。丧亲（除非抑郁情绪持续两个月以上）和吸毒是例外情况。再次强调的是，重度抑郁发作不是"混合性"或者"躁狂性"的。

有人反对目前这套评估抑郁症的方法，认为"环境里特别严苛残酷的压力源经常会让本来正常的人产生很多剧烈的症状，这种人在正常悲伤时的抑郁性症状，一般也和《手册》标准里列出来的抑郁症患者的症状差不多"。有些人天生就对压力更敏感，而且很显然，遇到了离婚、经济问题这样的重大生活变故，就算是正常反应，也很容易就持续超过两周。

《手册》第四版引入了一个新的"阈下"类别，叫轻度抑郁症，只需要满足九项重度抑郁症诊断标准中的两个，而且其中一个是丧失兴趣或乐趣。至此，轻度抑郁症还没有算作是一个正式的类别，但很明显，在这种情况下，区分正常的悲伤和病态的悲伤就更困难了。还有一个类别叫情绪恶劣性障碍，就是之前说的神经性抑郁症，《手册》第三版里的"抑郁性神经症"。这是对精神动力学指导下的医生的让步。做出这个诊断，需要症状（情绪紊乱，再加上两个症状）必须已经持续两年，并在大部分时候发作，但老问题依然存在：没有考虑到患者可能因为孩子或近亲身体逐渐衰弱并最后离世而长期受到的刺激。这种症状较轻的长期抑郁症和重度抑郁症面临同样的问题，也就是无法区分正常和病态的悲伤。

另外一个子类别很有趣，叫"重度忧郁抑郁症"，是来呼应之前的内源性抑郁症的。不过书里还是避而不谈这个类别的病因（生理失调，不是外部诱因），而是像之前一样用症状诊断代替了。重度忧郁抑郁症患者基本上对任何事物都丧失了兴趣，此外还会表现出以下症状中的三种：情绪明显压抑（早晨表现得最突出），早早就醒来，无精打采，体重大幅下降，还感到愧疚。同时，《手册》第三版和第四版症状诊断方法一直面临的困难仍然存在。

《手册》第三版与传统的忧郁症和抑郁症理念相比，有一个重大转变，就是要尝试构思一种纯粹的抑郁综合征，基本上把焦虑排除在外。自从抑郁症在古典时期"诞生"以来，"恐惧和悲伤"就一直写在它的传记里，是两大关键要素，但到了重度抑郁症这里却丢失了一半。可在现实中的大多数病例里，这两项要素仍然是共存的，无论重点在哪一方面，它们两个都密不可分。当然，从精神分析的角度来看，抑郁症是因为对失去感到焦虑而导致的。

《手册》第三版和第四版提供了一种模型，能让基层的医务人员或者管理者直接地按照问卷清单来核对症状，无需高薪聘请专家诊断每一个抑郁症或者其他精神疾病患者。理论上，与之前相比，心理治疗服务的美丽新世界能够大大扩展，走向精神病院之外的社区。从这个意义上来说，《手册》第三版是极为有用的工具，满足了战后医疗服务管理和筹资方面许多新的需求。但随着时间流逝，人们就会发现，虽然通过问卷进行群体诊断是很方便，但却无法抵消脱离情境看症状的弊端——这造成了一种"对悲伤的监视"，严重地侵扰了人们正常的悲伤情绪。很多人本来没生病，结果在没有依据或者不必要的情况下，都被当成了病人。

生物学研究的发展

《手册》第三版在20世纪80年代出版的时候，抑郁症的生物模型也差不多在同一时间开始在精神病学领域占据主导地位，这可能是个巧合，也可能不是。毕竟，《手册》第三版意在避开理论问题，不去讨论病因。但因为书中提出的标准为所有研究人员提供了一个公平的竞争平台，供他们相互交流，所以有助于抑郁症的生物学研究发展壮大，从之前几章讲到的遗传和大脑病变理论一直延续下来，在整个20世纪都在不断发展。同样在20世纪，双生子研究和收养研究①都一直力图展示出抑郁症是有遗传基础的，但没有得出明确的结论。抑郁症的遗传率似乎大约在30%—40%，但从这类研究里，无法明确得知遗传下来的是正常的悲伤还是抑郁症。

到了20世纪90年代的新时期，人们能够检测具体的基因，了解它与某种疾病和症状的关联，抑郁症的研究似乎迎来了更光明的前景。不过，重重困难依然存在。有一项著名的研究探究了5-HTT基因对抑郁症的影响，的确发现，让人倍感压力的重大生活事件和抑郁症是有关的，还称这种基因携带的短等位基因会让人对压力更敏感，所以患抑郁症的风险也更高。然而这些研究结果遭到了质疑："现在还不清楚发现的这个基因到底和抑郁症有没有关系。"有人对该研究又进行了仔细的审视，提出社会阶层很有可能是上面研究结果的决定因素，而且把注意力放在缓解环境因素（比如贫困）上，可能要比推断基因缺陷更好，毕竟基因缺陷靠吃药能不能治好，还是未知数（这也是该研究相关人员的建议）。更为近期的研究通过更加缜密的方式，承认的确存在环境因素，但却还是在搜寻基因这个罪魁祸首。可能这也是在所难免的。到目前为止，事实证明，基因研究还不能解决怎么治疗抑郁症的问题，甚至连预防都谈不上。

关于抑郁症的病因，有一个更普遍、更受欢迎的生物理念，就是抑郁症源于化学物质（而不再是体液）失衡。人们研究了体内化学物质的水平，并与抑郁症的出现联系起来。最初锁定的目标就是去甲肾上腺素，它属于胺类神经递质，约瑟夫·席尔德克劳特在

---

① 双生子研究是通过比较同卵双生子与异卵双生子在心理发展特征上的相似性来考察遗传与环境相对影响力的研究方法。收养研究是将收养儿童与同他们有血缘关系的亲属和有领养关系的亲属在心理或行为特征上的相关性进行比较，从而考察遗传与环境相对影响力的研究方法。——译者注。

1965年提出，这种物质太少，会导致抑郁症；太多，则会导致情感高涨。而去甲肾上腺素最著名的竞争对手，就要数血清素了。也有人认为，血清素不足会导致抑郁症。

再后来，人们认为抑郁症里还涉及其他可以改变胺的活性的过程。因为选择性血清素再摄取抑制剂（SSRI）能够立刻改变血清素水平，但使患者出现抑郁症却要花好几周的时间。而且，有些帮助减少抑郁的药物并没有作用于血清素和去甲肾上腺素，还有一些则是影响多巴胺和其他胺，而不是血清素。同时，有些抗抑郁药还能有效治疗其他疾病，比如吸毒、注意力缺陷和焦虑，这表明药物只是作用于整体大脑机能，不是专门针对抑郁症的。显然，只有四分之一的抑郁症患者血清素或去甲肾上腺素水平比较低。不过，就像和抑郁症相关的其他许多问题一样，这个数据至少也是很有争议的。

除了上面的问题，化学物质失衡理论还存在一个问题，即人们不知道，是像这个理论宣称的，先有抑郁症才导致大脑化学物质不足，还是先有大脑化学物质不足然后才导致抑郁症。而且，如果神经化学物质水平天生就根据特定的情境发生变化，那我们怎么知道血清素或者其他神经递质处在什么水平才是正常的。这些物质会对不同的情况做出反应，而且每个人的体质构造也不尽相同。血清素水平发生变化，可能是因为一个人正在经历不断变化、充满压力的重大生活事件，而不是证明他得了抑郁症。即使是在产后抑郁这种显而易见的例子里，看起来诱因好像是荷尔蒙的变化，但针对一系列可能的诱病因素（比如抑郁症的家族史），人们也并没有进行多少充分的研究。

　　化学物质失衡理论面临很多问题，上面只是列举了其中几个，但我们完全可以说，没有人能确切充分地了解，某些药物到底是通过怎样的过程缓解了抑郁症和其他精神疾病的症状。

　　生物学调查还有一种更普遍的形式，就是力图从大脑里找到会引发抑郁症的异常状况。大脑的不同区域各有分工：前额叶皮质有助于控制情绪变化和焦虑，海马体负责学习和记忆，杏仁核用于处理负面情绪。一些技术手段，尤其是磁共振成像（MRI）扫描，使人们得以仔细地检查大脑内部，这样或许能找到有可能造成抑郁症

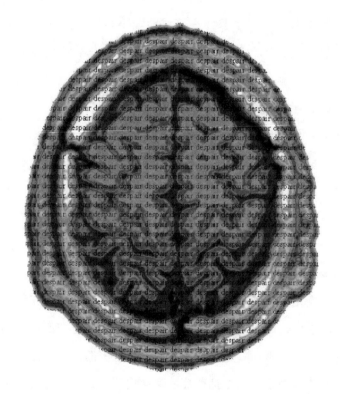

图15　大脑磁共振成像扫描，传达着"绝望"一词，作者是马克·利思戈。他的作品关注大脑，在这张图片中为其倾注了一种原来单纯的科学图像无法传达的情感含义。（伦敦，韦尔科姆图书馆，马克·利思戈）

的具体病变（见图15）。在当前阶段，这类研究的问题在于人们不知道是抑郁症损害了大脑，还是脑损伤引发了抑郁症。事实上，有可能是各种研究里患者服用的抗抑郁药造成了大脑病变。所以，需要扫描同一名患者健康的大脑，才能真实地比较出脑结构发生了哪些变化。大脑相关区域发生改变，既有可能是正常人情绪低落引起的，也有可能是患者感到心情低落而引起的。

身体治疗与神奇百忧解的兴起

在20世纪中期，至少在美国，说起抑郁症的用药史，50年代时是抗焦虑治疗占据主导地位，医生会使用安宁片（眠尔通）这样的安定药，而到了60年代，又变成了苯并二氮类药物，比如利眠宁和安定，一般都是由全科医生来开具。这些药的重点在于缓解日常生活的压力。因为在那个时候，到1956年，每20个美国人里就有一个在吃某种镇静药。这种"倍感压力的传统"，还有相伴而生的附属品——焦虑（曾经和抑郁症关系密切），在一定程度上来自于精神分析的理念，同时也来自于迈耶提出的环境因素对精神健康的影响。战争精神病学也是一个因素，因为它表明在极端状况下，即使是最强壮的人也会受到压力的影响。在80年代之前，正常的悲伤，或者说是非神经病性的抑郁症，往往会诊断成潜在的焦虑，二者被混为一谈，尽管早在60年代，研究人员就已经对初级保健中的抑郁症治疗产生了更加浓厚的兴趣。

具体治疗抑郁症的药物也在20世纪中期出现，单胺氧化酶抑制剂（MAOI）就是其中一种，另外还有三环抗抑郁药，比如丙咪嗪和阿米替林。这些药都大量被开具，但绝对比不上抗焦虑药物那么多。而且它们还有严重的副作用，所以没能在人群中广泛使用。在那个时期，《手册》第三版出版之前，人们只把抑郁症看作一个小范围的问题，而焦虑则不一样。W.H. 奥登（Wyston Hugh Auden）[①]将其称为"焦虑的年代"，并写有同名长诗（1947年）。在诗中，战后的生活充满了各种各样社会与政治层面的恐惧。

在20世纪30年代到50年代之间，针对抑郁症和其他精神疾病，最广泛使用的身体疗法就是如今很有争议的电击疗法和额叶切除手术。说起电击疗法，要治疗严重的抑郁症，最好的方法似乎就是把电击和戊四氮结合起来。直到今天，电击仍然会在有限的范围内使用。尽管之前有人确实滥用了电击，而且这种疗法已经变成了社会控制工具的象征，就像著名的《飞越疯人院》里表现的那样，使电击疗法变得臭名昭著，但爱德华·肖特称，电击疗法"仍然是治疗重度忧郁性抑郁症最有效的方法"。在英美两国，根据现代治疗的规定，除了病情最重的病例之外，其他病例都需要获得知情同意，然而，风险依然存在，患者也远远没有达到普遍积极的体验。而就额叶切除手术来说，它会切断前额叶皮质（大脑额叶的一部分）和大脑其余区域之间的联系。在抗抑郁药诞生之前，精神病学医师都非常热衷于发明有效的身体疗法，那时候在人们眼中，这种手术就是所谓的"英雄一般的"疗法。但到了70年代初，它基本上就不再受到青睐，而且也没有像电击疗法一样再度兴起。

在20世纪60年代末，因为乱开抗焦虑药，导致人们对正常生活漠不关心，十分麻木，有人对这种做法表示强烈反对。大众和医学

---

① 威斯坦·休·奥登（1907—1973年），英裔美国诗人，是继托马斯·艾略特之后最重要的英语诗人。毕业于牛津大学。20世纪30年代崭露头角，成为新一代诗人代表和左翼青年作家领袖。——译者注。

界的观点发生了转变，开始限制服用"妈妈的小帮手"（滚石乐队歌曲名），同时，广告里也引入了限制，要避免宣称能够治疗日常的精神紧张和压力。另外，人们还害怕这些药物有副作用，会让人上瘾。

《手册》第三版的出现，对制药行业来说是个偶然。因为自1962年开始，美国法规就规定药品应该针对具体疾病，禁止针对普遍的、一般性的压力，而《手册》第三版里正好按症状给疾病进行了精准分类，这样药品就可以面向这些大量出现的新病症进行治疗。重度抑郁症原来在人们眼里可能是日常压力的一种表现，如今则成了药企的主要市场。还有人做出新的尝试，要把重度抑郁症单独分出来，剥离掉焦虑这个特征，这导致抗焦虑药失宠。

此外，还有人进行了新的研究，加深对血清素的了解，探究如何使用选择性血清素再摄取抑制剂提升大脑中的血清素水平，这有助于抑郁症治疗在20世纪80年代的推广。据称，使用这种抑制剂制成的新药比老药更安全，而且不需要医生经常进行监督。无论是正常人还是患者，选择性血清素再摄取抑制剂都会影响大脑的整体机能，于是它也用于治疗其他精神障碍或问题，最重要的就是焦虑症，还有其他相关的精神问题，比如强迫症、进食障碍和注意力缺陷障碍。不过尽管潜在的治疗范围比较广，但选择性血清素再摄取抑制剂在80年代末得到批准时，其注册用途仅仅是治疗抑郁症，这是为了避免抗焦虑药的负面影响（产生副作用，尤其是人们害怕它会成瘾）。而这种做法又进一步推动药企把抑郁症作为营销目标，再把选择性血清素再摄取抑制剂药物包装成一种特别有效的新药，宣传要治愈抑郁症，就得吃这种药。

此后，在20世纪，百忧解就登上了舞台，成为抗抑郁药的主角。彼得·克雷默的《神奇百忧解：改变性格的好帮手》（*Listening to Prozac: A Psychiatrist Explores Antidepressant Drugs and the Remaking of the Self*，1993）把全系列的选择性血清素再摄取抑制剂都奉为神药，认为它既能改善抑郁症患者的生活，又能帮助正常人。据说百忧解能激发人的活力，而镇定剂只会让生活死气沉沉，迟钝呆板。新的神药就这样应运而生，但它的副作用还不为人知。"魔法子弹"百忧解吸引了各个年龄段的消费者，满足了20世纪末的需求。到1994年，它已经成为全球第二大畅销的药物。这一数字也证明了它在文化上同时占有支配地位。伊丽莎白·沃策尔于同年出版了回忆录《少女初体验》（*Prozac Nation: Young and Depressed in America*），也反映出了它的这一地位，并使其更加巩固。在大众的想象里，抑郁症主要是女性的疾病，沃策尔凭借此书一举成名之后，更是证实了这个想法。同时，这本书还证明抑郁症是青少年中的新兴疾病（从数据上看并没有老年人的抑郁症和自杀概率那么显著）。就像18世纪歌德小说塑造的少年维特那样，《少女初体验》使抑郁症成为了新潮流。

在整个20世纪90年代，直到21世纪，一直有人认为百忧解和它在选择性血清素再摄取抑制剂大家庭的近亲们可以作为一种"增强技术"来使用，能让人的状态"好上加好"。其中一个重要原因，是有人的确体验到了从抑郁到"正常"，甚至好过正常状态的神奇转变。在《百忧解日记》（*Prozac Diary*，兰登书屋，1998年）里，作者劳伦·斯莱特最初描写了服用百忧解之后生活发生的彻底转变，但随着故事的发展，药物的副作用开始逐渐呈现出来。斯莱特从1988年开始吃百忧解，所以她的日记轨迹在某种程度上能够反映出百忧解进入21世纪以后的命运。越来越多的人开始质疑它的长期影响，以及它总体来说到底是否有效。

和诊疗机构相关的各种不同因素推动了百忧解在美国和英国发展壮大。全科医生取代了精神病医师，主要负责开具抗抑郁药（而不像20世纪五六十年代时开具抗焦虑药）。预约全科医生，看病十分钟，医生就会开具百忧解治疗一系列的精神问题，不只是抑郁症。这种医疗服务短期成本相对较低，而且这种开药方式也非常高效，便于医保公司操作，还便于制订医疗护理计划。消费者也开始主动提出需要百忧解，在1997年联邦药品监督管理局批准直接向大众销售以后，需求就更是高涨。所以即便某一种药就像百忧解一样，可能其实有多种功效，但多亏了《手册》第三版，药企能够合法地声称他们的药只针对具体疾病。而且，因为《手册》给重度抑郁症列出了一系列常见症状，患者群体实际上扩大了，有的可能是临床定义的抑郁症患者，也有的可能是认为自己得了抑郁症的人，这就使得抑郁症治疗和相关药品的市场以指数级的速度扩大起来。

把药推销给"有钱又没病的人"，再把医疗市场扩大，覆盖《手册》第三版和第四版定义的抑郁症患者，这种做法产生了很大的争议。药企能够资助高校内外的医学研究，推动对抑郁症和其他疾病的筛查，进行政治游说，尤其还会资助药物试验，并控制试验结果。很显然，它在这个过程中扮演的角色对近几十年来抑郁症如何定义、如何治疗产生了重大影响。现在，即便有人像以前反对抗焦虑药那样强烈反对抗抑郁药，即便有大量书籍极力抱怨药企为拓宽抗抑郁药的市场在开展各种活动，人们还是普遍接受开具百忧解等药物为常规做法。

接下来，我们就要讲一讲一个比较棘手的问题，也就是百忧解和其他抗抑郁药到底有没有效。这个问题很难评估：支持和反对百忧解的阵营都拿"科学"来证明自己的论点，并进行雄辩，探讨药物试验是怎么进行的，统计结论是怎么得出的。

抑郁症药物的支持者认为，毫无疑问，这些药在治疗重度抑郁症方面非常成功，姑且不说别的，它至少能争取一些时间，稳定患者的病情。在这一点上，各种各样的文学作品、自传性叙述里都有一些论据能够支撑他们的观点。这些论据一般基于个人的经历，描述了抗抑郁药，尤其是百忧解所达到的奇迹一般的效果。不过无可否认，这些描述都比较含糊。例如罗纳德·华莱士就在《百忧解》（*On Prozac*）这首诗里写道：

真是太快乐了！
好似我碰触过的万事万物都在熠熠闪烁，向我微笑。

华莱士，或者说至少是他诗中的人物，的确描述出了这种化学物质带来的快乐，可也提出了一个关乎身份的重要问题："但这究竟是否为我所欲？"

要说不含糊的支持论据，还是得看官方指南。在这些文件里，百忧解仍然是美国精神病医师和家庭医生治疗和预防更为严重的抑郁症时的首选药物。虽然认知行为治疗（CBT）兴起，并成功进入了医生和公众的视野，但患者并不是总能获得这种"谈话"治疗服务，而且人们还觉得它的费用也比较高。在公共医疗服务可提供的各种治疗里，精神分析只占很小的一部分。尽管人们对选择性血清素再摄取抑制剂及其副作用的批评越来越强烈，官方的医学观点还是认为这些药物的副作用很少，能够有效缓解抑郁症患者的症状。

不仅如此，还有一些研究显示，有必要生产更多的抗抑郁药。根据这个观点，如果有更多的人意识到自己抑郁了，他们就能买到现成的药物，对症下药。对杰拉尔德·克勒曼来说，如果吃药治病就代表"软弱"，那这就不过是一种"心理加尔文主义"①——吃药这件事很简单，就是治疗问题，而不是道德问题。明明能够直截了当地治疗，为什么还要去看又贵、又耗时的精神分析医师，再借此来占领所谓的道德高地呢？按照这种态度的逻辑，又能延伸出的观点是，如果百忧解能够提高生活质量，那把它当作"生活方式"的一部分，也不会有什么危害。

批评抗抑郁药的人里，最声嘶力竭的就是大卫·希利。他是卡迪夫大学的精神病学教授，著有《抗抑郁药时代》（*The Antidepressant Era*，哈佛大学出版社，1997年）和《让他们吃百忧解：制药行业与抑郁症之间的不健康关系》（*Let Them Eat Prozac: the unhealthy relationship between the pharmaceutical industry and depression*，2004年）。他在书中指出，服用百忧解会增加自杀的风险，在年轻患者中尤为突出。近期，他描述了一位叫"亚历克斯"的双相患者，在通过精神抑制药进行治疗的过程中死亡了，而他只有两岁。作为专业的"内行人士"，希利的著作还是更有分量的，

---

① 加尔文主义，又称"归正神学"或"改革宗神学"，是16世纪法国宗教改革家、神学家约翰·加尔文毕生的许多主张和实践及其教派其他人的主张和实践的统称，在不同的讨论中有不同的意义。在现代的神学论述习惯当中，加尔文主义特指"救赎预定论"跟"救恩独作说"，它强调上帝的力量和人类在道德上的弱点。——译者注。

而且他并不是在反对用药本身，这就让他的论断更加可信。他的理念得到了越来越多其他作者的强化，他们的作品面向大众，而不仅仅是纯粹的学术著作，其中包括：欧文·基尔希的《皇帝的新药：打破抗抑郁药的神话》（*The Emperor's New Drugs: Exploding the Antidepressant Myth*，鲍利海出版社，2009年）、理查德·本托尔的《医治心病：精神病治疗为什么失败》（*Doctoring the Mind: Why Psychiatric Treatments Fail*，艾伦·莱恩出版社，2009年；华东师范大学出版社，2014年）、以及加里·格林伯格的《制造抑郁症：一种现代疾病的秘史》（*Manufacturing Depression: The Secret History of a Modern Disease*，布鲁姆斯伯里出版社，2010年）。

希利的批评派主要担忧某些种类的药物会造成的风险。另外，要提供哪些抗抑郁药的信息（让公众知道），同时在一定程度上，要"发明"哪些疾病，怎么给它们分类，好让那些抗抑郁药能对症治疗，几乎都是受到了药企的高度操控。据说药企因此得以获得巨大的利益。批评派的另一种担忧就是这中间的运作方式。按照希利和医学历史学家爱德华·肖特的观点，选择性血清素再摄取抑制剂的有效性已经被过分夸大了。这类药物不一定比安慰剂的疗效更好。在抑郁症之外，关于"安慰剂效应"的性质和程度也有大规模的争论，不过这种争辩在抑郁症的语境下具有特殊的力量。而且，与以前的允许范围相比，选择性血清素再摄取抑制剂的副作用也要更严重，更普遍，其中包括头痛、恶心、胃部问题、丧失性欲等一长串反应。从更深远的意义上，希利指出，抑郁症作为一种疾病的兴起，是因为20世纪50年代时在医院引入了治疗精神疾病的药物。在后面我们会看到，其他"新型"抑郁症的理论家也用不同的方式提出了这个理论。

另外，还有一些药并不是销售的宠儿，因为它们已经渐渐不能带来盈利了。爱德华·肖特称，比起新上市的选择性血清素再摄取抑制剂，现有的药物（巴比妥酸盐、鸦片制剂和安非他命）对抑郁症的疗效更好，副作用也更少。不过有一项限制，就是这些药只能在训练有素的医生能够仔细监督患者的情况下才能开具。它们的专利都过期了，不能再给药企创收，所以药企推广新药，是符合自身利益的。

药到底有没有效，最后还应该是患者自己说了算。心理健康慈善机构Mind出版了一本书，审视了服用精神病药物患者的体验，这种经验性的视角在很多关于抑郁症的生物医学文献里都比较少见。虽然这种只凭印象的讲述确实可能会有问题，但该书作者吉姆·里德也曾服用过精神病药物，他发现不同患者的体验大相径庭，有的人说药很管用，只有很少的副作用，但有的人则因为副作用把人生都毁了。这种巨大的差别表明，为了找到最好的药或者是最不差的药而进行一番试验的情况是很普遍的。药物进入人体是一个化学过程，但怎么认知、有什么体验，都取决于个体的社会和个人价值观及看法。比如，如果有个人的预期是吃了百忧解就能创意无限，变成时髦人，那事情可能会真的按照这个预言的方向发展（即便药物的化学作用实际上是负面的）。但是，在一些药物大类中，有的药，比如选择性血清素再摄取抑制剂，就是在总体上比其他药的副作用更多，还有一些类别的药就是比别的药物门类问题更多。

顺着"药物"问题，我们接下来探讨一个相关的问题，就是20世纪末抑郁症诊治的激增。有一种解释是说，西方资本主义，至少是近代的西方资本主义，导致了抑郁症。抑郁症来源于现代生活的压力，和19世纪的人们对神经衰弱的看法差不多。这就不禁让人想到在这种假设的资本主义生活方式里的阶级和性别问题。比如说，体力劳动者的体验和中产阶级白领的体验有可比性吗？我们可能会猜测对前者而言，或许贫穷是形成抑郁症的一个驱动因素，而且这种争论在忧郁症和抑郁症的历史上一直在持续。

在关于药物治疗抑郁症的讨论里，性别是一个重大问题，尤其是考虑到各种作品总是把女性描写成抑郁症患者里最庞大的群体。那么女性真的比男性更抑郁吗？性别是患者需求中的核心因素吗，而"大药厂"仅仅是圣诞童话剧里虚张声势的恶人吗？①女性已经受到鼓励，要把自己看作医疗服务的积极消费者了，在20世纪下半叶尤其如此；到了80年代，专门针对抑郁症的药物引入以后，她们更是已经准备好继续向前一步，以抑郁症患者自居了。而到了男性这边，由于资本主义文化里都说男性应该更有大男子气概，这种观点对医疗服务消费领域尤其是抑郁症相关领域产生了不同的影响，使得男性面对这种新的疾病时很难自处。"描述感受的话"太符合女性主义论述了，这与《手册》第三版里描述症状的用词也非常吻合，而这些用词本来又是取自抑郁症患者的描述，他们中很多人都是女性。比如，约翰·费纳和华盛顿大学团队关于诊断标准的重

---

① 关于"大药厂"（Big Pharma），有一系列相关的阴谋理论，认为医药行业，尤其是（大）药企，都有不可告人的目的，是违背公众利益的，而且据称他们引发了许多疾病，还使许多疾病病情更加恶化。圣诞童话剧的恶人（pantomime villain）是英国传统——圣诞童话剧演出中的一种角色。圣诞童话剧起源于16、17世纪意大利流行的即兴歌舞喜剧（Commedia dell'arte），通常取材于《阿拉丁》（Aladdin）、《灰姑娘》（Cinderella）、《杰克和豆蔓》（Jack and the Beanstalk）、《迪克·惠廷顿和他的猫》（Dick Whittington and His Cat）等童话，角色一般包括主角、老女人（Dame）、主角的恋人、恶人（Villain），通常还会有仙女/贤者、动物角色、各种用以起哄或合唱的配角等等。其中的恶人往往表演浮夸，并不是真的让人害怕。——译者注。

要著作就利用了一些研究，其中有一项的研究对象有16名男性和33名女性。费纳想解释这种性别偏差，结果又开始了循环论证，说女性多，男性少，反映出了确诊抑郁症病例中典型的女性患病率。因此，《手册》第三版制造出一种"适合"女性的抑郁症，也就不足为奇了。与此相对，"应激性"（急躁易怒）和神秘的身体症状没有纳入《手册》第三版，而这两项本可以将更多男性划入抑郁症患者的行列。

当时有一些活动，如果是旨在教育男性，让他们理解自己也有可能感到抑郁，那就会侧重强调抑郁症是一种生物化学问题，是"疾病，而不是一种感觉"；如果面向女性，则会鼓励她们把情绪低落的感觉看成疾病。这两类活动都有一个共同的假设，就是无论这种病怎么对不同的性别进行不同的表述，都能靠吃药来治疗。女性的痛苦本来很可能有明确的社会诱因，却因为抑郁症的广泛定义偏向女性化，而被证实就是疾病导致的。女性主义者本来高度批评精神病学这一行业，认为精神病学基于女性特殊的生理，构建出了一种女性疾病。但即便新型抑郁症也同样基于两性的生理差异，他们却表现出了矛盾的一面，很乐于看到抑郁症以女性疾病的形象出现。女性迫切地利用着抑郁症，吃着抗抑郁药，因为这样，她们就不用担负起个人责任，也不用承受社会上的污名了。

有人认为，目前这种形态的抑郁症实际上完全不是最严格意义上的疾病。这在一定程度上体现出了法国后现代理论家米歇尔·福柯的理念，即我们的现实世界（或现实经历）是由不同的话语权力构建的。或许，在选择性血清素再摄取抑制剂出现之前诊断的少量病例能够作为这个观点的证据。20世纪50年代中期，制药公司嘉基拒绝投资开发丙咪嗪这种抗抑郁药，因为该公司认为这块市场无足轻重——这和20世纪末百忧解的大规模销售可是形成了鲜明的对比。世纪末的抑郁症"发明"出来了，治疗这种病的新药也同时诞生了，这并不是什么巧合。

然而，这整个局面并不只是药企生产了没什么针对性的药，为了推销又发明一些疾病，和药物进行"匹配"（有了新出版的《手册》第三版，提出了基于症状的定义，匹配就容易得多了），患者也没有一味地被动接受。真实地感受到精神低落、失眠、精神运动性阻滞等症状的患者，无论是由于正常的悲伤，还是病理性的悲伤，都能按照药企描述的抑郁症新定义来看待自己了。而且，新药的的确确缓解了他们的症状（可能安慰剂效应比较强），据说副作用也比以前的药更少了（至少在短期内是这样）。不过，考虑到近期出现了更多对相关数据的抨击，还连带着影响了选择性血清素再摄取抑制剂的形象，尤其是此类药物对正常悲伤的影响，人们对新药的信心可能会有所减弱。"新型"抑郁症得以发展壮大，患者的需求也起到了推动作用。

后现代主义在看待抑郁症的文化建构时，并没有否认真实的痛苦症状是存在的。从希波克拉底时代到今天，"忧郁症""抑郁性精神病"或"内源性抑郁症"都是"用高度一致的词语来描述的"。抑郁症不是神话，不是幻觉，"但这种真实的疾病并不是刻写在……基因里，也不在神经递质里。它是由生物医学行业的药物编造、构建、生产、发明出来的，二者是一个共同体。从这个意义上来说，抑郁症不是命中注定。换个药方，换套疗法，我们就又会有一种新的疾病"。虽然这些观点很挑衅，但它让我们想到患者在制造疾病、治疗疾病中的作用。就像在18世纪的医药市场上，经济条件好的患者得了忧郁症（通常是自己觉得自己生病了）和神经方面的疾病，就能要求给他进行某种治疗一样，几乎相似的场景如今又在重复上演。

还有更可怕的一个问题是：抗抑郁药到底有效吗？有人批判这种药物，批判当时把抑郁症看作是一种疾病的想法，这种批判也面临不少争议。而欧文·基尔希的《皇帝的新药：打破抗抑郁药的神话》（2009年）则是把这种批判延伸到了更极端的地步。基尔希是一名临床心理学家，曾在康涅狄格大学进行过安慰剂效应的研究。为什么精神病学同事开具的药物似乎能够改善抑郁症患者的病情？他对这原因的解释越来越感到不满。他表示，抗抑郁药只是比安慰剂稍微更有效一些。他对大量临床试验（被药企藏匿，基尔希基于《信息自由法》[①]将其曝光）进行了"元分析"，发现即使是对于重度抑郁症患者而言，抗抑郁药也只比安慰剂的药效略高。主观疼痛或病痛成分较大的疾病，可能通过安慰剂效应治疗的疗效更好。一项20世纪90年代的研究甚至还发现，对于膝关节骨关节炎来说，做一场假手术，都比实际的膝关节"刮洗"手术要更加有效。他直截了当地驳斥了化学物质失衡理论，指出有些药，像噻萘普丁，是和选择性血清素再摄取抑制剂一样有效的，尽管这些新药并没有提高大脑的血清素水平，反而是将其降低了。他宣称，化学物质失衡理论的范式已经终结，像认知行为治疗（后文会讲）这样的疗法才能解决问题。而且据说，神经可塑性的新理念还要再好一点。根据

[①] 《信息自由法》（Freedom of Information Act, 简称FOIA, 也译作《情报自由法》《美国信息自由法案》）是美国关于联邦政府信息公开化的行政法规，颁布于1967年。——译者注。

这个理论，在人吸收了新信息以后，大脑能发生变化，所以可以通过教抑郁症患者学会如何更好地处理消化信息，比如使用认知行为治疗等谈话疗法，来治疗这些患者。神经可塑性理论的难点在于，需要知道所有不同的药物和非药物疗法都对神经网络产生了什么影响。

在本章结尾，我们探讨了一个观点：抗抑郁药依赖于安慰剂效应，所以本质上没有疗效。探讨这个观点，是因为对于主导20世纪最后30年的生物模型来说，这是最为极端的批判立场。而各个相关方在并非全体都受制药行业掌控的情况下，都断然拒绝了这种质疑。不过，抗抑郁药的药效遭到全盘否定，而且支撑使用此类药物的生物医学模型也遭到攻击，这种举动表明21世纪初发生了一些变化。本书的最后一章将探索可能有哪些变化，看看还有什么其他模型，可能继续推动抑郁症的故事向前发展。

第七章

『药没有用？』：
抑郁症和忧郁症的未来

在我们如今的时代，既存在抑郁症的生物化学模型，又存在心理冲突理念，认为还有看待这种疾病的其他方式，两种理念之间关系比较紧张。百忧解视角对前几十年大众的想象产生了强烈的影响，然而我们在上一章的结尾也看到，范式转变的迹象已经出现。人们开始仔细审视广泛使用《手册》第三版"新型"抑郁症的这种做法，但还有什么其他定义和治疗方法在等待着我们呢？在本书的最后一章，我们从抑郁症的历史中挑选了一些不同的看法，它们不再束缚在生物化学模型的紧身衣里，而是随着百忧解的热度退去，进入了人们的视野。

认知行为治疗：最重要的非身体治疗方法

在21世纪头十年，抑郁症最重要的非身体治疗方法就是认知行为治疗。宾夕法尼亚大学精神病学荣休教授阿龙·T.贝克（Aaron T.Beck，生于1921年）就反对给抑郁症贴标签，反对把抑郁症看作情感障碍或生理失调，这个观点非常著名。对他来说，抑郁症来自于认知失误，也就是可以纠正的思维错误，这呼应了18世纪对忧郁症的看法。早在20世纪60年代末期，他就已经开始发表这一主题的文章，但直到相对近期，他的方法才得到世界卫生组织指南的推荐，成为对抗抑郁症的一种常见工具，而且往往比较有效。

对贝克而言，抑郁症是按照一定的顺序发展的，起因是某种丧失的经历，至少在抑郁症患者看来是这样。他认为不同的人会用不同的方式来看待、评估这种经历。如果一个人的妻子和别的男人私奔了，他可能会感到悲伤，然后继续过自己的生活，但如果他对妻子有强烈的认同，把自己整个的人格都倾注在妻子身上，他就可能会陷入深深的抑郁之中，他的世界也崩塌了。因此，当事人对事件本身的解释不同，就会引发不同的反应：不是事件本身让人抑郁，而是人对事件赋予的意义让人抑郁。所以，"失去"妻子这样一个事件，可能会加速推动极为负面的认知状态，引发连锁反应，不断发展，导致抑郁症全面发作。患者可能会质疑自己的价值（"如果我做得更好一点，她就不会离开我"），进而对自己的人生得出更加悲观的看法，或者是毁灭性的结论。贝克认为，到了这一步，这个丈夫就开始出现了认知错误。如果得不到纠正，就会发展成为一种不幸的反馈机制。抑郁症的生理影响，比如失眠、食欲不振，都会加剧、强化他的心理状态。他会得出结论，觉得"我一辈子都会这么伤心下去了"，觉得他再也睡不着了，等等。贝克的疗法主要是纠正抑郁症患者的悲观思想，让患者转换思路，有一些现实的想法——"虽然我现在很痛苦，但我最终还能过上很好、很开心的生活"。这些想法能够取代促成抑郁症的负面认知。通过打破抑郁思维的恶性循环，身体症状会得到缓解，患者接下来会形成良性循环，有了正向的或者至少是现实的思维模式。

有些人认为，贝克说所有的抑郁症，甚至是没有明显原因的抑郁症，都是按照他提出的时间顺序来发展的，这个观点不太站得住脚。还有人说，贝克理论的一大优势就是他使"失去"这个概念摆脱了弗洛伊德的理论支撑：贝克并没有受到精神分析框架和母子关系的约束，因此，对他来说，失去是由患者来定义的，而不是精神分析医师。认知疗法采用的全部手段历来遭到批判，有人认为这是一种"短平快策略"（相对而言），适合给患者"修理"一下，让他们恢复得更好，能够准备好在资本主义社会正常生活工作。

认知行为治疗发展到后来，出现了正念认知疗法（MBCT）。这种方法利用佛教的冥想，让患者关注此时此刻，而不去担忧过去或者未来，接受自己的想法和感觉，而不赋予任何意义，从而希望借此抵消产生抑郁情绪的认知偏误。在英国，把正念认知疗法用于临床实践，已经得到了英国国家卫生与临床优化研究所的支持。该机构推荐对抑郁症严重发作三次及三次以上的患者采用正念认知疗法，而对已经服用抗抑郁药但又复发的患者，或者有复发史的患者，则单独进行认知行为治疗。对于程度较轻的，也就是"阈下"症状患者，英国国家卫生与临床优化研究所还推荐计算机化认知行为治疗。

习得性无助与抑郁症

和认知行为治疗密切相关、在大约同一时间诞生、本身又在各类文献中得到大量引用的，是宾夕法尼亚大学教授马丁·塞利格曼（Martin Seligman，生于1942年）[①]提出的"习得性无助"。20世纪60年代末，他在一定程度上受到了同校贝克教授著作的启发，提出了这个非常成熟的概念。塞利格曼是美国精神病学史上最为重要的人物之一，任美国心理学会主席，专心致力于推广新兴学科——正向心理学，还出版了很多励志自助书籍。他的抑郁症模型来源于对实验室动物进行的实验，十分与众不同，把抑郁症解释成习得性无助的一个方面。习得性无助的人会逐渐相信自己没有力量掌控生命中发生的事——他们是无助的。"'抑郁症'这个标签适用于消极

---

① 马丁·塞利格曼，美国心理学家，曾获美国应用与预防心理学会的荣誉奖章、终身成就奖，1998年当选为美国心理学会主席。——译者注。

的人。他们认为自己面对痛苦，无能为力，在失去了重要的支持来源之后就会变得抑郁。这正是习得性无助进行效仿的最佳示范。"塞利格曼还认为他的模型适用于激越性抑郁症，以及没有明确外部诱因的抑郁症（"内源性"抑郁症）。内源性抑郁症发展成反应性（外源性）抑郁症，正是因为患者一直容易相信自己很无助。

就这一点来说，他经常举的一个（颇有成见的）例子，是一个女人在经期快到之前打碎了一个盘子，然后抑郁症一下子全面暴发，还伴有无助的感觉。而如果在这个月其他时候，同样的一件事并不会引发这种特殊的抑郁性反应。"抑郁症要发作，得接连遭受几次重大的心理创伤"。但对于"外源性"（"反应性"）抑郁症来说，诱因来源于生活经历，比如"职场挫败，学业不佳，亲朋去世，遭到了朋友和亲人的慢待，或者与他们分离，身体患病，经济困难，遇到了无法解决的问题，以及日渐苍老"。

习得性无助的症状和抑郁症很相似，至少在这个理论的定义里是差不多的：自主性反应触发减少；思维消极；长时间持续感到无助；攻击行为减少；食欲不振，缺乏性欲；生理变化（老鼠在无助的状态下，去甲肾上腺素会减少）。不过塞利格曼的模型有个问题。按照他的模型，前人认为抑郁症和忧郁症必不可少的要素——悲伤，好像就可以去掉了。这种主观状态无法在实验室里进行测试，所以在他看来就不是抑郁症的必要组成部分。与此相关的一个问题，就是他的理论如何看待丧失的经历，因为他说的那种丧失，好像更多和掌控一个人的环境、命运有关系，而不是更深层次的心理概念。

抑郁症到底是和情感有关的情绪病，还是和认知有关的思维障碍？在这个问题的争论中，塞利格曼的立场比较微妙。他认为区别这两者"毫无根据"，只是语言造成的一个意外。在现实里，"人认知到自己无助了，就会心情低落；而心情低落，本来可能是生理原因引起的，又会反过来让人更容易感到无助。确实，这是抑郁症里藏得最深的恶性循环"。有鉴于此，塞利格曼支持通过认知行为治疗的手段治疗抑郁症，从而帮助患者纠正思维模式，调整心情。

控制是塞利格曼的一个核心思想。他推测如果有人早年经历过无法控制的事件，得抑郁症的概率可能就更高。通过治疗，要达到的目标是患者"重新开始相信，自己能够掌控生命中的重要事件"。有人已经指出，塞利格曼的思想还有个附带影响，对女权主义和种族理论很有帮助——按照他的模型，在任何一个社会，受压迫的群体都会由于习得性无助而成为抑郁症的最大受害者。

弗洛伊德思想的未来

从精神分析的观点来看，认知行为治疗和习得性无助的理念都没有很好地解决无意识心理冲突的长期根源，这是抑郁症的基础。认知行为治疗有一定的效果，医务管理者也很满意，但本质上来说还是表面功夫。而另一方面，精神分析又无法保证最终诊治结果，因为这是一个开放性的过程，精神分析医师并不比患者了解得更多。通过这种方法解决患者的问题，从长期来看可能更好，但它不太符合医疗体系的需求，也就是医生应当更快、更准确地做出诊断。

在大部分西方世界国家，自从《手册》第三版提出生物医学模型以后，精神分析就被边缘化了，而且在循证医学的新时期，也不是特别可靠的疗法。它在方法论和实践层面都遭到了强烈的批评。

就实际提供服务来说，在德国和法国，精神分析的费用在一定程度上由医保覆盖（无论是在医院，还是门诊，这两个国家都受弗洛伊德思想的影响比较深，这也是在意料之中的），而在英国国家医疗服务体系中，精神分析就提供得比较少。在20世纪，美国患者要想做精神分析治疗，一般都是自费，除非患者在公立精神病院住院，

但在1967年，"联邦政府雇员保健福利计划"开始为精神动力疗法（包括精神分析）的门诊费用提供高额保障，但后来政府逐渐意识到此类服务费用较高，又降低了保额。不过，在近代历史上，尤其是考虑到药物疗法，还有其他精神动力疗法更便宜，国家在提供精神分析治疗方面一直都采取控制成本的策略。在"药物革命"之前对精神分析法的那种信念能否恢复，更加关注性别、种族和阶级的新模型能否为患者带来改变，还有待观察。

社会因素的影响

　　社会学研究发挥了很大的作用，又一次证明社会因素和生活中的重大事件对抑郁症发作起到十分重要的影响。在社会学方法方面，最著名的模范人物可能就是乔治·布朗了。他是一名英国社会学家、心理学家，被誉为"可能是世界上最著名的抑郁症研究者"，对精神病学产生了重大影响。1978年，他和蒂里尔·哈里斯合作编写了《抑郁症的社会根源：女性精神疾病研究》（*Social origins of depression: Astudy of psychiatric disorder in women*）这本书。书中显示，在伦敦南部，37名临床确诊抑郁的女性中只有4名不是因为感情关系差或者丧亲这一类的生活变故而导致的。这个样本里，只有少量的人是因为某些外部原因患上了抑郁症，而不是主

要因为所谓的天生人格缺陷（无论其根源是什么）。想一想我们之前读到的抑郁症和忧郁症的早期历史，这可能看起来也不会让人吃惊，但布朗的著作提供了证据基础，能让我们跳出20世纪一直流传的生物医学模型，还有比较狭义的弗洛伊德派，有了另一个看待抑郁症的视角。

布朗认为，如果我们理解了社会中存在的抑郁症诱因，我们就能继续探索怎么预防、怎么治愈这种病。他在20世纪70年代初提出了现症检查法（PSE），这种衡量抑郁症的方法和《手册》第三版十分契合，因为二者都会给出比较类似的诊断。不过，布朗的评估只检查前一年的情况，而《手册》要看的是患者的生活史。按照布朗的观点，改变社会应激源，就能改变抑郁症。他认为羞辱性的（令人屈从或降低自尊的）丧失经历，或者陷阱式的（让人无法逃离的）丧失经历尤其会导致抑郁。与只经历过一次丧失变故的女性相比，在经历过这一类丧失的女性中，有将近50%的女性患抑郁症的几率要高三倍。而且他还注意到，这一类的丧失和患者个人的自我形象、渴望，以及个人心理状况，都有非常密切的关系。这就使情况更加复杂了。布朗开展的跨文化研究发现，在不同的社会，女性（和男性）患抑郁症的比率相差极大，因此，社会心理问题是能够左右生物问题的。

种族和民族也在抑郁症的诊断和治疗中扮演了自己的角色。2000年，心理健康慈善机构Mind在英国进行了一次访谈，对象是非裔和亚裔的精神病住院患者。受访者"R"表示，"即使是在用药，他们也不会说'给你吃抗抑郁药吧'，而且他们觉得黑人不会抑郁。吃的药要么是精神抑制药，要么是情绪稳定剂"。黑人服务用户小组的患者抱怨，别人都觉得他们"有攻击性""很难对付"，而不会觉得他们抑郁了是因为"别人都对我们有意见"。Mind的调查显示，和白人相比，黑人服务用户选择更少，得到的解释也更少。

一直以来还有人认为，自杀主要是由社会因素驱动的，而不是生物因素。研究显示，社会文化因素是自残的重要决定因素，而且更有效地治疗抑郁症，并不代表自杀率会降低。在英美两国，自杀风险最高的是70多岁的白人男性，而尽管媒体有时会关注青少年自杀的新闻，但总体来说，65岁以上的人群还是比年轻人的自杀几率更高。过去几十年在美国，老年人的自杀率比英国要高，而且还在不断攀升，而在英国，老年人自杀率却在不断下降。看起来，初级医疗干预还有自杀干预中心基本没起到什么作用。不过研究发现，能够获取自杀工具，比如美国持枪的人比英国更多，可能是导致自杀的一个明显因素，而且还比治疗抑郁症的相关度更高。有些批评的声音认为，应该调整初级卫生保健服务及其对抑郁症的治疗，让医护人员为实实在在的疗效服务，而不是在医院精神病科的领导下，按照自上而下的生物医学模型来开展工作。

进化论和抑郁症

关于抑郁症，还有一个近期的理论，从表面上看起来好像和社会学的解释意见不一，反而和第五章介绍的生物医学论述更加相关。这个理论就是进化论。尽管还没有经过证实，但从进化论的角度来看待心理的趋势也形成了一些有趣的理论，探讨抑郁症的本质，还有人到底为什么会悲伤。进化论心理学家表示，从人类这个物种诞生以后，抑郁就是人类体验的一大特征。

关于抑郁症的进化价值有许多理念，其中一个显然特别矛盾，认为抑郁症可能实际上对人类是有用的。从表面来看，抑郁症会影响繁殖，影响效率，甚至破坏食欲。但在这里，正常的悲伤和病态的悲伤之间的区分就能派上用场了。有人认为，在早期进化过程中的某个节点，有些悲伤的反应肯定是发挥过作用的。这些反应能够适应环境，所以是正常的。有一个假设认为，人类的基因特征是在1万年至200万年之前，狩猎—采集者在非洲平原上的时候，在"进化适应环境"（EEA）[①]中形成的。遗憾的是，悲伤反应在那时候发挥过作用，但却没有很好地适应如今"晚期"资本主义的环境——从洞穴（或平原）到办公室，人类已经走过了漫长的道路。

抑郁症可能是对失去地位做出的反应，因为它是从动物世界里对首领地位的争夺演化而来的。如果一只动物被另一只动物打败了，它就会感到抑郁，以防自己再遭到进一步的伤害，这样它就适应了新的处境，只能臣服。这种"雄性头领"（阿尔法男）[②]的场景看起来很符合竞争残酷的资本主义——在钢筋水泥的丛林之中，实行的是适者生存的法则。此外，这个理论还有一大优势，就是它能解释为什么那些被迫压抑自我表达、只能服从的群体有可能患上抑郁症。虽然在第六章里，我们已经质疑了这个"事实"，但女性

---

① 进化适应环境，指的是一个物种适应的原始环境。动物害怕的东西，都是在自己的进化适应环境里有害的东西。——译者注。

② 阿尔法（α）是希腊文的开首字母，英文写为alpha，它在天文学中指星座里最亮的那颗星。在动物行为学里，alpha male指的是社会性动物中占据最高地位的领头雄性，延用至人类社会里，则指那些具有领袖气质的、易成为某领域和场合主导的男性，多具程度不等的侵略性，位于社会顶层，通常可以利用自己的生理优势和强大的控制欲获得更多的资源。——译者注。

患抑郁症的概率明显较高，有可能就是因为她们的社会境况往往比男性更差。同时，某些少数民族可能也处于同样的境地，这要取决于他们自身的社会经济环境。

伦道夫·内斯是密歇根大学的心理学和精神病学教授，在这一领域很有影响力。他从20世纪90年代之后推动进化理论继续向前发展，提出悲伤的反应能够防止让人鲁莽行事，做出草率的决定，从而避免在艰难局面中或紧要关头时造成进一步的恶化。人感到悲伤之后会失去能量，这具有一种保护作用。面对重大生活变故，通过这种正常的悲伤反应进行调整，能够让人重新审视自己的生活，并随着时间流逝，产生更积极的结果。如果这种反应出现了紊乱，它就无法给人提供喘息的空间，非但不能修复心灵的创伤，反而还会加重抑郁。同样地，无法达到或者特别困难的目标也会让人产生抑郁的反应，这种适应性的举动是为了脱离这种没有效率的困境。这样退出之后，人可以最终得到解放，再把能量重新投入到更有可能达成的目标中去。

进化心理学甚至还能解释抑郁症和创造力的关联。这个问题历史悠久，近期的文学作品甚至还在不断重申。被迫承受抑郁，能让人产生共情，感到谦逊，有同情心，从进化的角度来看，这些情感可能有助于让饱受折磨的人存活下来。尽管许多研究细数了抑郁的艺术家、作家、政客和科学家，但抑郁症和天才之间的关系仍然引人猜测。不过看起来，抑郁症确实有可能在一定程度上让人内省，对现实产生不同的、可能还具有艺术性的理解。正如浪漫主义诗人威廉·考珀所说："我想，情绪低落可能让很多人都无法成为作家，但它却成就了我。"

抑郁症是否普遍存在？

在近代早期，日本用来描述抑郁症的词汇是"鬱病"（ustusho），由两个字组成。其中第一个字"鬱"的笔画密密麻麻，就像是一片黑暗、茂密，似乎无法穿透的灌木丛，象征着一道障碍，横亘在抑郁症患者和他们的希望和幸福之间。这就表明，抑郁症是一个普遍存在的现象。然而在跨文化精神病学领域中，仍然存在大量争论。通过后现代思想带来的转变，我们的视角不再局限于西方自由的自我这个狭窄的范围，而是用比较性、相对性的眼光来看待抑郁症。可是这种人类学的观点就一定能让我们知道抑郁症是否属于人类经历中的一个普遍特征吗？事实上，在不同的文化背景下，在不同的国家，抑郁症的研究是有分歧的。后现代主义里最极端的观点是，抑郁症（还有普遍意义上的精神疾病）完完全全具有其所处社会（或时期）的特征，因为它是由文化决定的，而不是生物特性。当地习俗设定的规则会决定什么是正常，什么是异常，什么是健康，什么是疾病。对亚利桑那州的祖尼人来说，如果明显表现出严重的服从和被动性，是令人非常敬仰的，而这在美国精神病学家看来就是重度抑郁症。这些规则也可以适用于历史上的文化。在欧美历史中某些特定的时期，人们对忧郁症进行美化，也和文化有关。

阿瑟·克莱曼（Arthur Kleinman）[①]是哈佛大学的精神病学家，在过去大约40年间，是精神疾病人类学的核心人物。他指出，中国的抑郁症患者常常通过身体症状，比如后背疼，来描述自己的

---

① 阿瑟·克莱曼（生于1941年），哈佛大学人类学资深教授、哈佛大学医学院的社会和心理医学教授、美国科学院和文理科学院院士、哈佛大学亚洲中心主任、复旦大学名誉教授，国际医学人类学领军人物。——译者注。

病情，而不会特别感到抑郁。他还说，在中国文化氛围中，人们不太倾向于说出自己的悲伤和孤独，而由于受到西方文化的影响，西方人在某些情况下能更加自由地表现出孤独和悲伤，即便直到今天，在所谓开明的西方，偏见仍然存在。对于克莱曼，还有其他同样持这种后现代观点、认为抑郁症和文化有关的人来说，他们的困难在于到了这一步，他们不知道到底该从什么角度、什么层面来说抑郁症真正存在。下背部疼痛怎么能等同于悲伤呢？这中间有什么共同的病理呢？克莱曼在这个问题上立场模棱两可，因为他坚持说，自己指的是人们在不同文化中，甚至在不同历史时期都经历过的一种叫"抑郁症"的现象，即便这种现象可能表述不同。还有人认为"事实上，每个文化都是通过西方人认识的形式来认识抑郁症的"，而且就中国的样本而言，他们"在被问到的时候"，确实"有很多人"描述了"《手册》第三版列出的症状"。这里的问题似乎是，中国抑郁症患者如何在社会层面介绍自己，而不是他们实际有什么症状。克莱曼的研究以及其他跨文化研究都遭到了批评。人们认为这些研究没有考虑到正常悲伤和病态悲伤的区别，无论它们和文化是否有关。

相对性的跨文化研究和其他强调抑郁症普遍性的观点，比如生物模型、进化精神病学，甚至是某些精神动力理论之间存在着最根本的分歧。这个问题就是如果一个人对疾病的普遍状况没有什么概念，那他就无法比较这种疾病在不同社会的差异。要比较中国的抑郁症和美国的抑郁症，就得首先知道抑郁症的基本定义。是否存在无可否认的真实生理症状，可以让人明确关于病情的判断是对是错呢？比如说，在内战前的美国，一些南方人认为逃跑的奴隶有精神障碍，我们知道这不是真的，这就帮助人们纠正了社会的不公。霍维茨和韦克菲尔德提出过一个更有争议的观点，他们认为抑郁症是人类进化的一个方面，而这又完美契合了另一个论断，即抑郁症这种疾病具有普遍性的基础生物过程，而一个地区的本地文化环境塑造了这一过程的外在形式。他们二人对正常的悲伤和抑郁症进行了仔细的区分，不过也引起了争议。在他们看来，前者是一种进化中的适应状态，对人很有帮助，而后者则是一种疾病，是对丧失做出反应的机制发生了紊乱。

最后的思考：回归忧郁症？

在本书的最后，我们来考虑这样一种呼声，可以称之为回归忧郁症——各个学派的理论家和医生要求我们恢复到关注人类本身的模型，脱离生物化学定义的还原论思想。[①]这不是说我们要退回到起点，当然也不是要否认生物化学研究可能带来的益处，而是要从我们所说的抑郁症的漫长发展过程里吸取经验教训。在这种呼吁的其中一端，一些精神分析学家提倡回归到对人体的全面认识，而不是只关注某个器官："我们读了一篇又一篇关于抑郁症的论文，都把抑郁症看作是脑病，这让我们全然忘记了许多患者感到倦怠，对生活丧失了兴趣，其中的核心是他们失去了一段值得珍视的人际关系，或者面临个人意义的危机。"同样地，认知行为治疗医师虽然不同意弗洛伊德的精神分析法，但也把能思考、有感情的人类视作治疗的核心。

---

① 还原论，是一种哲学思想，认为复杂的系统、事物、现象可以将其化解为各部分之组合来加以理解和描述。——译者注。

在描述抑郁症方面，威廉·斯泰伦（William Styron）[1]曾呼吁重新使用一种古老但可能更加准确的方式，而且和后现代时期新的生物医学定义相比，其含义要更深刻、更深远："我觉得有必要……对'抑郁症'这个词提出强烈抗议。……要描述这种疾病更为阴暗的那一面，还是'忧郁症'看起来更恰当，更能唤起那种感觉，但它的地位却让'抑郁症'给篡夺了。'抑郁症'这个词念起来平平淡淡，毫无权威，还能用来描述经济萧条，形容地上的一道车辙，一点感情色彩都没有。对于这样一种重大疾病来说，这个词简直窝囊得很。"也许，就像斯泰伦说的，回到1990年百忧解革命开始的时候，如果我们重新使用过去那个含义丰富的"忧郁症"，我们定义、治疗抑郁症的方式可能就会发生巨大的变化。他说的这些话到今天也仍然有意义。我们迈出这一步，不一定代表和百忧解那个时期的生物化学模型彻底决裂（无论百忧解通过什么机制发挥药效，它有时候似乎确实能对有些患者起作用），但新的忧郁症将会更加关注每一个人的社会和个体心理状况，而不只是在理论上假设人的基因或化学物质构造有缺陷。精神病学的有些领域已经在试图达成这一目标，但却常常迫于当时的形势，还面临一些压力，为了快速见效而给患者开药。这些相互竞争的观点将如何进一步发展，我们现在还无从得知，而且很显然，这会是一个复杂的问题。

呼吁社会精神病学的回归，承认人受到了社会压力，而不是出现了化学层面的病状，是符合这种新的发展趋势的。近来还有人

---

[1] 威廉·斯泰伦（1925—2006年），美国当代著名小说家，普利策奖获得者，著有长篇小说《漫长的行程》（*The Long March*）、《躺在黑暗中》（*Lie Down in Darkness*）、《纵火焚屋》（*Set This House on Fire*）、《纳特·特那的自白》（*The Confessions of Nat Turner*）以及《苏菲的选择》（*Sophie's Choice*）。——译者注。

说，焦虑症和抗焦虑药的回归之路已经铺好。另外，我想说的是，既然焦虑从古希腊罗马时期就成了忧郁症的一部分，当下的局势就可能提供了一个契机，能把两者重新结合起来，形成一个更完善的概念，超越《手册》第三版里狭义的重度抑郁症。爱德华·肖特近期有一个颇有争议的观点，他指出看过《手册》第五版初稿之后，并不是很令人振奋，但书中至少引入了一个类别，叫作"混合型焦虑抑郁症"，认可了这两者之间历来就存在的关联。这也是本书前几章里很明显的一个关联。从另一个角度上，肖特又提出了一个同样引人争议的观点，说《手册》第五版"不但没有解决前几本《手册》的任何问题，反而还制造了新的问题"。20世纪70年代各派理论一片混乱，《手册》第三版给出的解决方案存在各种限制，还由此导致人们依赖于药物治疗，这就是抑郁症近代史的主要趋势。然而，很明显的是，抑郁症变化多端，而又真实存在，所以20世纪末和21世纪在生物医学模型之下的"新型"抑郁症还需要继续发展，或者进行重新塑造，使日后的治疗更有人情味和针对性。

通过审视忧郁症和抑郁症的历史，我们能够看到，不应该把抑郁症患者简化成在生物化学层面存在缺陷的机器，而是要认识到他们都是处于复杂社会环境中的个体。在"魔法子弹"模型之外对抑郁症进行治疗的话，成本可能会比较高昂，因为这中间需要考量社会和个人因素，而且还需要更加长期的谈话治疗和药物治疗。但如果我们要在百忧解的时代之后继续迈进，并取得成就，就一定要克服这些困难。

致谢

　　写一本书耗时长又复杂，是件苦差事。而我自己随着年纪增长，脑力也跟不上了，有时候还真是有些力不从心。所以在此，我向所有帮助过我的朋友们致谢，如有遗漏，深表歉意。首先我最想感谢的就是海伦·拜纳姆与比尔·拜纳姆夫妇。没有他们的建议，这本书就不会问世。海伦是一位非常出色的编辑。即便我总是缠着她，打扰她，给她增加了不少额外工作，她也向来有求必应。工作之余，我们还进行了热烈的探讨，天马行空，无拘无束的，真是开心极了！同时，这本书能够成形，要归功于一些匿名读者与牛津大学出版社委员提供的巨大帮助。如有机会，我非常希望能够向他们当面致谢。此外，我十分感激牛津大学出版社的团队成员：拉莎·梅农、埃玛·马钱特（为我解答了大部分问题）、埃莉诺·阿什菲尔德、菲奥娜·弗莱米克丝、迈克·普罗瑟罗和凯文·多尔蒂。他们特别重视这个项目，耐心细致地引导着我完成了制作出版过程。本书精美的插图都来自韦尔科姆图书馆，在此我也要感谢阿拉斯代尔·麦卡特尼高效的工作。

我有幸参与了诺森比亚大学的《抑郁症前传》（*Before Depression*）项目。该项目由利弗休姆信托慷慨赞助，还得到了艺术与社会科学学院的进一步支持。项目主任艾伦·英格拉姆一直是我职业生涯中的好伙伴，项目团队成员则一起营造了十分愉悦的学术知识氛围。所以，在此我要感谢利·韦瑟罗尔·迪克森、理查德·特里、斯图尔特·西姆、夏洛特·霍尔登（也是本书索引的主要负责人）、保利娜·莫里斯以及黛安娜·布伊。在诺森比亚大学校外，还有许多人员参与到项目里。他们有的特意为我指导，有的是在无意中对我的想法产生了影响。同时，我在人文系的同事也一直鼓励我。其中，我要特别感谢艾伦·哈维（他总是请我喝茶，我们还一起观看热刺队和普利茅斯队的比赛！）和大卫·沃克。此外，我能够有时间、有资金展开研究，都要得益于诺森比亚大学和艺术与社会科学学院的支持。

为了验证书中使用的一些资料，我在不同的场合悄悄地选定了"评审员"：在牛津大学的"从恢复走向变革"研讨会上，与会者耐心地聆听了介绍约翰逊博士的内容，克里斯蒂娜·杰勒德、阿比·威廉姆斯、罗杰·朗斯代尔、罗斯·伯拉斯特和弗雷亚·约翰斯顿也提出了深刻见解。我还要感谢凯瑟琳·巴特，她邀请我在利兹大学"各时期医学文化文献阅读"活动上致辞，这场活动可以说是精彩纷呈，新知迭出。同时，杜伦大学的简·麦克诺顿、科琳娜·桑德斯和大卫·富勒，以及纽卡斯尔大学的乔纳森·安德鲁斯和珍妮·理查德兹都提出了很好的想法，让我受益匪浅。在英国之外，我还要感谢铃木明仁、北中淳子、艾伦·比韦尔、米歇尔·福贝尔、特丽丝塔尼·康诺利、瓦莱丽·马弗尔和格尔特·布里格为我在学术及实践层面提供的支持。多年前，是乔治·卢梭带我走进了医学人文和抑郁症的世界。而关于当代抑郁症专业问题的方方面面，专家艾莉森·布拉班也提出了她的观点。

我还要感谢我的家人，尤其是我的父母吉姆·劳勒和艾琳·劳勒。有时为了赶稿，我不能陪伴他们，非常感谢他们对我的体谅。我的岳父母艾略特·达扬和吉内特·达扬在关键时期一如既往地支持我，使我能够继续完成工作。

最后，我要把这本书和满腔的爱，献给我最可爱的儿子马克斯和米奇，还有我最美丽的妻子玛格丽特·达扬。作为一名成功的神经眼科学医师，玛格丽特除了给予我精神支持，还愿意在百忙之中抽出时间替我打理杂事。感谢她无私的奉献，这本书才能与读者见面。

词汇表

淡漠忧郁症　与僧侣有关的抑郁性倦怠，最初源自4世纪的埃及沙漠僧，并引发了一系列症状，包括怀念以前的生活，痛恨现在的僧侣生活，心情低落，感到无聊而痛苦。

情感障碍　情绪上的失调与认知障碍，也就是思维上的紊乱相对。

精神病医生　19世纪对"疯子医生"的称呼。

动物精气　被认为类似于非常精细的液体，通过血液传输至身体各个部位，包括大脑，作为掌控思想的灵魂和肉体之间的介质。动物精气可能会因为各种因素而受到污染，从而影响全身，包括大脑。这一理念到18世纪仍然存在，在当时，神经被视作动物精气的导管（空心或者实心，就像乐器的弦）。纤维，也就是身体内坚实的部位，也可能会由于精气和神经出现问题而受到影响。

亚里士多德模式　忧郁症来自于亚里士多德宣称的忧郁症患者才华横溢的观点，大体上与盖伦模式相对。盖伦对忧郁症抱有更加怀疑而务实的态度，认为这是折磨患者的疾病，不应该去享受。

虚弱无力　19世纪初"布鲁诺"理论中的术语，认为忧郁症这种状态或者是刺激不足，或者是刺激过度。而躁狂症是强壮有力，刺激过度。

黑胆汁　（希腊语*melaina chole*）即忧郁体液，是古代医学认为组成人体的四种体液之一。幻觉或者错觉可能是由黑胆汁过热产生的蒸汽所造成的。该词译为拉丁文是atrabilis，译为英文是black bile。

早发型痴呆　最初是一个19世纪的术语，如今大体上对应精神分裂症。

《精神疾病诊断与统计手册》（DSM）　美国现代精神病学的《圣经》，第一版于1952年出版，第五版已经问世。

自我（对自我身份的认同）和超我（对自我进行监督的良心，或是神志清醒的精神自我）　都是弗洛伊德精神分析学说的复杂术语。自我容易对本我（动物性的不受控制的原始欲望）和超我的影响感到焦虑，因为它在二者之间进行调节。在这种冲突的情况下，很容易产生抑郁症。

内源性抑郁症（由一个人体内的内部原因引起，表面看起来"无缘无故"）和外源性抑郁症（受外部原因驱动）　这两个术语或多或少依据具体的理论视角，已经融入到了其他抑郁症和忧郁症的定义里。所以内源性逐渐开始指代和病情较轻的神经性抑郁症相比，病情更重，而且（或者）精神病特征更强的症状模式。而神经性开始更多地代替反应性/外源性，因为各类抑郁症患者似乎都会因为受到某种环境压力，从而倾向于做出反应，也就是患上抑郁症。

英国病　18世纪对神经障碍的称呼，其中包括抑郁症。

逊的权威著作《忧郁症和抑郁症：从希波克
传统医学史的方式，研究了从古希腊罗马时
代初的关键思想家和概念，但与当代学者相
族这些问题不够敏感，而且全书闭口不谈百
至第五版的相关进展，这也在所难免。赫尔
中·波特合作编写的《临床精神病学史》（*A*
hiatry，伦敦：阿斯隆出版社，1995年）至今
资料，能够参照其他疾病，更深入地了解精
医学方面，而且确实还介绍了一些文化史。
拜纳姆和迈克尔·谢泼德还编有《疯狂的解
②，也是了解总体信息的一套不错的书籍，

症，相关书籍文章非常多，但是他同样患有
威尔最初写的传记〔《约翰逊博士传：附鲍
岛日志和约翰逊北威尔士旅行日记》③和约
（《约翰逊传》，第二版修订版（伦敦：J.
是出了截然相反而又趣味横生的观点。约翰
的书信、日记和祷文，都十分具有吸引力，
个饱受折磨的忧郁天才的想法。

ocratic Times to Modern Times，伦敦：耶鲁大学出版社，1986年。
ry of psychiatry，共3卷，纽约：劳特利奇出版社，2003年。
Boswell's Journal of a Tour to the Hebrides and Johnson's Diary of a Journey into
著，共6卷，牛津：克拉伦登出版社，1934年

病原学　研究病因的学科。

体液　组成人体、构成人的气质的传统四大体液类似于不同的液体（字面上就是"汁液"的意思）。体液理论自古希腊人开始流传了很长时间。根据这个理论，要治疗忧郁症，需要尝试纠正体液失衡状况。一种方法是从血液里清除过多的忧郁体液（放血、用水蛭吸血），另一种是服药，如嚏根草。这实际上是一种毒药，可以马上让人腹泻、呕吐。

季肋部　肋骨架下方的部位——在体液医学中，消化功能紊乱，会导致黑胆汁分泌过多，可能会造成"黑胆汁蒸发，像一缕黑烟一样升腾进入大脑，使人变得忧郁"，还产生气胀的症状。故而在20世纪之前，忧郁症还有"气胀性忧郁"和"季肋部忧郁"的绰号。因此，在近代早期，据说参与了黑胆汁的产生和调节，与之有密切关系的器官基本上都成了和忧郁症相关的词汇，其中包括：疑病症（季肋部）、坏脾气（脾）、癔病（子宫）和病气（黑胆汁过热产生的蒸汽）。18世纪以后，（臭名昭著的）癔病成为了临床上一个单独的疾病。

化学医学的，物理医学的　源自希腊语的"医生"一词（iatroi），二者都是体液时代之后理解人体的方式，分别把人体看作化学机器和水力机器。

更年期忧郁症　一般认为主要出现在中年后期或者老年患者身上，并伴有妄想症。

悲伤狂　埃斯基罗尔在19世纪创造了该词。他认为忧郁症不再是智力问题，而是一种情感障碍，而且应该叫作"悲伤狂"。这是一种单狂，患者只专注于一个事物，是部分精神失常（"或者高

兴，或者伤心"）。

重度抑郁症（MDD） 一个当代抑郁症定义。是单相精神障碍，与双相的躁狂抑郁症相区分。

精神疗法 19世纪对精神病患者的非医学治疗。

躁狂抑郁症 如今称为双相情感障碍。单相抑郁症不涉及躁狂症。

神经衰弱 "神经系统衰竭"，在19世纪和20世纪与抑郁症密切相关。

神经症 最初在18世纪指的是神经系统的身体疾病，后来弗洛伊德重新进行定义，认为它源自无意识的性冲突。在精神分析学说里，神经性抑郁症患者仍然和现实有所联结，但精神病性抑郁症患者与现实之间的纽带已经松动，或者彻底破裂。此前，精神病性抑郁症泛指带有错觉的忧郁症。

非自然要素 古人描述的六大要素，一直到18世纪依然存在，是人们认为在个体掌控之内的因素，如饮食、环境（气候、空气），入睡和起床，锻炼和休息，排泄（粪便、尿液、性分泌液等），还有激情和精神状态。

病理学 对疾病的研究和诊断。其形容词形式是指和疾病有关，或由疾病引起。

选择性血清素再摄取抑制剂（SSRI） 近期的一类抗抑郁药，其中包括百忧解。

药草 具有某种治疗功效的药用植物。

单一精神病 认为所有精神疾病都属于一个持续病程，并按严重程度不断演化的概念。

题。斯坦利·W. 杰克
拉底时期到现代》[1]以
期一直到20世纪80年
比，对性别、阶层、民
忧解和《手册》第三版
曼·E. 贝里奥斯和罗伯
History of Clinical Psyc
仍然是一本很好的参考
神病史。该书比较侧重
罗伊·波特、威廉·F.
剖：精神病学史文集》
值得深入挖掘。

序言

关于约翰逊的抑郁
忧郁症的朋友——鲍斯
斯威尔游历赫布里底群
翰·霍金斯爵士的传记
巴克兰等，1787年））
逊自己的作品，包括他
能让我们深入了解到一

[1] *Melancholia and Depression: From Hip*

[2] *Anatomy of Madness: Essays in the hist*

[3] *Boswell's Life of Johnson: Together with*
North Wales，乔治·伯克贝克·希尔编

抑郁症
杰出学者
在这篇延
下书目仅
行详细介

总体介绍

珍妮
丝特娃》
津大学出
了一些抑
的抑郁症
和抑郁症

[1] *Moody Mi*

病原学　研究病因的学科。

体液　组成人体、构成人的气质的传统四大体液类似于不同的液体（字面上就是"汁液"的意思）。体液理论自古希腊人开始流传了很长时间。根据这个理论，要治疗忧郁症，需要尝试纠正体液失衡状况。一种方法是从血液里清除过多的忧郁体液（放血、用水蛭吸血），另一种是服药，如嚏根草。这实际上是一种毒药，可以马上让人腹泻、呕吐。

季肋部　肋骨架下方的部位——在体液医学中，消化功能紊乱，会导致黑胆汁分泌过多，可能会造成"黑胆汁蒸发，像一缕黑烟一样升腾进入大脑，使人变得忧郁"，还产生气胀的症状。故而在20世纪之前，忧郁症还有"气胀性忧郁"和"季肋部忧郁"的绰号。因此，在近代早期，据说参与了黑胆汁的产生和调节，与之有密切关系的器官基本上都成了和忧郁症相关的词汇，其中包括：疑病症（季肋部）、坏脾气（脾）、癔病（子宫）和病气（黑胆汁过热产生的蒸汽）。18世纪以后，（臭名昭著的）癔病成为了临床上一个单独的疾病。

化学医学的，物理医学的　源自希腊语的"医生"一词（iatroi），二者都是体液时代之后理解人体的方式，分别把人体看作化学机器和水力机器。

更年期忧郁症　一般认为主要出现在中年后期或者老年患者身上，并伴有妄想症。

悲伤狂　埃斯基罗尔在19世纪创造了该词。他认为忧郁症不再是智力问题，而是一种情感障碍，而且应该叫作"悲伤狂"。这是一种单狂，患者只专注于一个事物，是部分精神失常（"或者高兴，或者伤心"）。

重度抑郁症（MDD） 一个当代抑郁症定义。是单相精神障碍，与双相的躁狂抑郁症相区分。

精神疗法 19世纪对精神病患者的非医学治疗。

躁狂抑郁症 如今称为双相情感障碍。单相抑郁症不涉及躁狂症。

神经衰弱 "神经系统衰竭"，在19世纪和20世纪与抑郁症密切相关。

神经症 最初在18世纪指的是神经系统的身体疾病，后来弗洛伊德重新进行定义，认为它源自无意识的性冲突。在精神分析学说里，神经性抑郁症患者仍然和现实有所联结，但精神病性抑郁症患者与现实之间的纽带已经松动，或者彻底破裂。此前，精神病性抑郁症泛指带有错觉的忧郁症。

非自然要素 古人描述的六大要素，一直到18世纪依然存在，是人们认为在个体掌控之内的因素，如饮食、环境（气候、空气），入睡和起床，锻炼和休息，排泄（粪便、尿液、性分泌液等），还有激情和精神状态。

病理学 对疾病的研究和诊断。其形容词形式是指和疾病有关，或由疾病引起。

选择性血清素再摄取抑制剂（SSRI） 近期的一类抗抑郁药，其中包括百忧解。

药草 具有某种治疗功效的药用植物。

单一精神病 认为所有精神疾病都属于一个持续病程，并按严重程度不断演化的概念。

延伸阅读

抑郁症和忧郁症的历史漫长而复杂，而且很幸运地吸引到大量杰出学者的关注。本书总结的抑郁症史自然要归功于相关著作，而在这篇延伸阅读里，我只是为读者朋友们揭开巨大冰山的一角。以下书目仅仅是一个入门参考，当然，已经引用过的书我也就不再进行详细介绍了，先在此聊表歉意。

总体介绍

珍妮弗·拉登的著作《忧郁症的本质：从亚里士多德到克丽丝特娃》（*The Nature of Melancholy: from Aristotle to Kristeva*，牛津大学出版社，2000年）是一本不错的入门读物，因为它既收录了一些抑郁症相关的关键文章，又探讨了把过去的忧郁症和现代的抑郁症等同起来所面临的一些难题。她的《忧思成病：忧郁症和抑郁症文集》①又一次选取了很多我们在本书遇到的普遍哲学问

---

① *Moody Minds Distempered: Essays on Melancholy and Depression*，牛津：牛津大学出版社，2009年。

题。斯坦利·W. 杰克逊的权威著作《忧郁症和抑郁症：从希波克拉底时期到现代》①以传统医学史的方式，研究了从古希腊罗马时期一直到20世纪80年代初的关键思想家和概念，但与当代学者相比，对性别、阶层、民族这些问题不够敏感，而且全书闭口不谈百忧解和《手册》第三版至第五版的相关进展，这也在所难免。赫尔曼·E. 贝里奥斯和罗伊·波特合作编写的《临床精神病学史》（*A History of Clinical Psychiatry*，伦敦：阿斯隆出版社，1995年）至今仍然是一本很好的参考资料，能够参照其他疾病，更深入地了解精神病史。该书比较侧重医学方面，而且确实还介绍了一些文化史。罗伊·波特、威廉·F. 拜纳姆和迈克尔·谢泼德还编有《疯狂的解剖：精神病学史文集》②，也是了解总体信息的一套不错的书籍，值得深入挖掘。

序言

关于约翰逊的抑郁症，相关书籍文章非常多，但是他同样患有忧郁症的朋友——鲍斯威尔最初写的传记〔《约翰逊博士传：附鲍斯威尔游历赫布里底群岛日志和约翰逊北威尔士旅行日记》③和约翰·霍金斯爵士的传记（《约翰逊传》，第二版修订版（伦敦：J. 巴克兰等，1787年））提出了截然相反而又趣味横生的观点。约翰逊自己的作品，包括他的书信、日记和祷文，都十分具有吸引力，能让我们深入了解到一个饱受折磨的忧郁天才的想法。

---

① *Melancholia and Depression: From Hippocratic Times to Modern Times*，伦敦：耶鲁大学出版社，1986年。

② *Anatomy of Madness: Essays in the history of psychiatry*，共3卷，纽约：劳特利奇出版社，2003年。

③ *Boswell's Life of Johnson: Together with Boswell's Journal of a Tour to the Hebrides and Johnson's Diary of a Journey into North Wales*，乔治·伯克贝克·希尔编著，共6卷，牛津：克拉伦登出版社，1934年

凯瑟琳·鲍尔德斯顿曾写过一篇文章，叫作《约翰逊邪恶的忧郁症》（*Johnson's Vile Melancholy*）①。她在其中以幽默的方式提出了约翰逊据说在性方面的小过失，具有一定的争议，不过罗伊·波特的解读《塞缪尔·约翰逊的忧郁症》（*Samuel Johnson's Melancholy*）②指出了宗教愧疚感对约翰逊病情的影响，他的观点更让人信服。沃尔特·杰克逊·贝特的传记《塞缪尔·约翰逊》（*Samuel Johnson*，伦敦：查托与温达斯出版社，1977年）是最关注约翰逊忧郁症的一本传记，不过贝特的视角与现在流行的观点相比，弗洛伊德学说的色彩要更加浓厚一些。彼得·马丁的《塞缪尔·约翰逊传记》（*Samuel Johnson:A Biography*，伦敦：魏登费尔德和尼科尔森出版社，2008年）是近期的一本学术研究总结，相关资源比较多，对约翰逊的抑郁症也进行了很好的叙述。

第一章

古希腊罗马时期的忧郁症确实是一个外来的概念，学者们既探讨了当时忧郁症实际的定义，又列举了我们现在可能认为是抑郁症的一些例子。彼得·图希在《忧郁、爱、时间：古代文学中自我的边界》（*Melancholy, Love, and Time: Boundariesof the Self in Ancient Literature*，密歇根大学出版社，2004年）里描述的忧郁症引起了很大的争议，但他也指出，现代抑郁症要到古典文学和艺术中去找。然而，图希列举出的文学艺术作品里的证据非常少，当然也

---

① 选自《约翰逊时代》（*The Age of Johnson*），F.W.希尔斯和W.S.刘易斯编著，纽黑文：耶鲁大学出版社，1949年，第3—14页。

② 《疯狂的解剖》（*The Anatomy of Madness*），拜纳姆、波特和谢波德编著，共2卷，伦敦：塔维斯托克出版社，1985年，第1卷，第63—88页。

没有经过证实，还遭到了质疑。[1]在威廉·弗农·哈里斯的《遏制怒火：古希腊罗马时期愤怒控制的思想体系》（*Restraining Rage: the ideology of anger control in classical antiquity*，哈佛大学出版社，2001年）第17页里，图希的观点也遭到了批判。露丝·帕德尔的《上帝毁灭了谁》（*Whom Gods Destroy*）是一本经典的研究著作，把忧郁症描述成愤怒，而不是悲伤，直至18世纪发生了转变。德布拉·赫什科维茨的《阅读史诗中的疯狂：从荷马到斯塔提乌斯》（*The Madness of Epic: Reading Insanity from Homer to Statius*，克拉伦登出版社，1998年）探讨了忧郁症的（宗教）文学描述和（世俗）希波克拉底学派描述之间的矛盾。大卫·希利的《躁狂症：双相情感障碍简史》（*Mania: A Short History of Bipolar Disorder*，约翰·霍普金斯大学出版社，2008年）解释了古希腊罗马时期的躁狂症和现代的躁狂抑郁症之间关系的缺失——在古人看来，躁狂症可能源于重度忧郁症。

　　所有古希腊罗马时期和文艺复兴时期忧郁症的研究者都必须读一读雷蒙德·克利班斯基、埃尔温·帕诺夫斯基和弗里茨·萨克斯尔合作编写的《土星与忧郁症：自然哲学、宗教和艺术史研究》[2]，这本书描述了"伪亚里士多德"关于忧郁天才的观点。诺加·阿里卡近年来出版了一本关于体液史的书，叫作《情感与气质：体液史》[3]。该书对这一领域的研究，以及此后直至今天都很有帮助，而且对性别差异也更加敏感。

---

① 　见沙迪·巴奇，《对图希〈忧郁、爱、时间〉的评论》（Review of Toohey, *Melancholy, Love and Time*），选自《古典评论》（*The Classical Review*）第55册第2期，第498—499页。

② 　*Saturn and Melancholy: Studies in the history of natural philosophy,religion, and art*，纽约：基本书籍出版社，1964年。

③ 　*Passions and Tempers: A History of the Humours*，纽约：伊珂出版社，2007年。

说起从古希腊罗马时期到文艺复兴时期的桥梁，就要考虑到淡漠忧郁症。西格弗里德·文策尔的《懒惰之罪：中世纪思想与文学中的淡漠忧郁症》①展示出了在这一时期，这种僧侣疾病是如何发展的。在阿瑟·克莱曼与拜伦·古德编著的《文化与抑郁症：情感与精神障碍的人类学和跨文化精神病学研究》②中，斯坦利·W. 杰克逊在《淡漠忧郁症之罪及其与悲伤和忧郁症的关系》（*Acedia the Sin and Its Relationship to Sorrow and Melancholia*）这篇文章里探讨了淡漠忧郁症这种病的医学层面问题。同时这本书总体的主题也非常值得深入研究。

第二章

探讨文艺复兴时期忧郁症和天才之间的联系的，有这样几本著作：诺埃尔·L. 布兰的《关于意大利文艺复兴期间天才之起源的探讨：科学革命开端之时超自然的狂乱和自然的忧郁症一致而对立的理论》③、温弗里德·施莱内尔的《文艺复兴时期的忧郁症、天才和乌托邦》④，以及埃尔温·帕诺夫斯基的《阿尔布雷希特·丢勒》⑤。诺加·阿里卡在这一领域也有帮助，因为就文艺复兴时期的忧郁症而言，她是站在女性的立场的。具体而言，在英国，罗伯特·伯顿的伟大著作非常关键，比较学术的版本是托马斯·C. 福克

---

① *The Sin of Sloth: Acedia in Medieval thought and literature*，教堂山：北卡罗来纳大学出版社，1967年。

② *Culture and Depression: Studies in the Anthropology and Cross-cultural Psychiatry of Affect and Disorder*，伦敦：加利福尼亚大学出版社，1985年。

③ *The Debate Over the origin of Genius during the Italian Renaissance: The theories of supernatural frenzy and Natural Melancholy in Accord and in Conflict on the Threshold of the Scientific Revolution*，莱顿：布里尔出版社，2002年。

④ *Melancholy, Genius, and Utopia in the Renaissance*，威斯巴登：哈拉索维茨出版社，1991年。

⑤ *Albrecht Dürer*，普林斯顿：普林斯顿大学出版社，1945年。

纳、尼古拉斯·K.基斯林和朗达·L.布莱尔编写的《忧郁的解剖》（牛津：克拉伦登出版社，1621年，1989年）。还有一些比较有帮助的著作，重新塑造了伯顿以及文艺复兴文化里忧郁症的作用，其中包括安格斯·高兰的《文艺复兴时期忧郁症的多重世界：时代背景下的罗伯特·伯顿》[1]和他简明扼要的文章《近代早期忧郁症的问题》[2]，同样按照近期的趋势，把忧郁症看成了一种架构，其中包含了一系列相互竞争的观点（涉及医学、法律、民族主义还有宗教），而不仅仅是一种等同于当代抑郁症的疾病。

在这个时期，忧郁症是一种文学病。在研究文学作品里的忧郁症这方面，有一些年代比较久远、有一定帮助的著作，其中包括劳伦斯·巴布的《伊丽莎白时代疾病：对1580年至1642年之间英国文学中忧郁症的研究》[3]和布里奇特·盖勒特·莱昂斯的《忧郁的声音：英国文艺复兴时期文学作品中忧郁症治疗方法的研究》[4]。比较近期的作品是道格拉斯·特雷弗的《近代早期英国忧郁症的诗论》[5]。他把哈姆雷特引进了一场更加复杂的对话里，探讨近期的批判趋势，其中有一点明显的差异就是性别的角色。女性在忧郁症里的角色问题重重，关于这一点，朱丽安娜·斯基耶萨里在她的《忧郁的性别之分：文艺复兴文学中的女性主义、精

---

[1]　*The Worlds of Renaissance melancholy: Robert Burton in context*，剑桥：剑桥大学出版社，2006年。

[2]　*The Problem of Early Modern Melancholy*，选自《过去与现在》（*Past & Present*），2006年，第191卷，第1期，第77—120页。杰里米·施密特的《忧郁症和对灵魂的关怀：近代早期英国的宗教、道德哲学与疯狂》（*Melancholy and the Care of the Soul: Religion, Moral Philosophy and Madness in Early Modern England*），奥尔德肖特：阿什盖特出版社，2007年。

[3]　*The Elizabethan Malady. A Study of Melancholia in English Literature from 1580 to 1642*，东兰辛：密歇根州立大学出版社，1951年。

[4]　*Voices of melancholy: studies in literary treatments of melancholy in Renaissance England*，纽约：巴诺出版社，1971年。

[5]　*The poetics of melancholy in early modern England*，剑桥：剑桥大学出版社，2004年。

神分析与"失去"的符号学》①里进行了论述，但不够令人信服。还有两本从历史角度来看对性别问题的阐述更加准确的著作，一本是勒塞尔·道森的《近代早期英国文学中的相思病和性别问题》②，另一本是凯瑟琳·霍奇金的《17世纪自传中的疯狂》③。想要了解近代早期受宗教影响的忧郁症，可以读一读汉娜·艾伦情感强烈的自传性记述《汉娜·艾伦女士讲述上帝对那基督教抉择之引导》④。

迈克尔·麦克唐纳的《神秘的贝德莱姆：17世纪英国的疯狂、焦虑与愈合》⑤仍然是一部经典，而就自杀问题而言，迈克尔·麦克唐纳和特伦斯·R.墨菲的《失眠的人们：近代早期英国的自杀问题》⑥认为，在18世纪，自杀逐渐被视作医学问题，而不是道德和宗教的罪行。拉布·休斯敦则在他近期出版的《惩罚死者：1500—1830年英国的自杀、贵族统治与社会》⑦中对这一观点表示质疑。马克·罗布森、保罗·S.西弗、凯利·麦圭尔、杰弗里·梅里克和达里尔·李共同编著的《英国自杀史，1650—1850年》⑧则为读者

① *The gendering of melancholia: feminism, psychoanalysis, and the symbolics of lossin Renaissance literature*，纽约：康奈尔大学出版社，1992年。

② *Lovesickness and gender in early modern English literature*，牛津：牛津大学出版社，2008年。

③ *Madness in Seventeenth-Century Autobiography*，贝辛斯托克：帕尔格雷夫出版社，2007年。

④ *A Narrative of God's Gracious Dealings With that Choice Christian Mrs.Hannah Allen*（1683），选自艾伦·英格拉姆编著的 *Voices of Madness: Four Pamphlets, 1683—1796*，斯特劳德：萨顿出版社，1997年。

⑤ *Mystical Bedlam: Madness, Anxiety, and Healing in Seventeenth-Century England*，剑桥：剑桥大学出版社，1981年。

⑥ *Sleepless Souls: Suicide in early modern England*，牛津：克拉伦登出版社，1990年。

⑦ *Punishing the Dead: Suicide, Lordship and community in Britain 1500—1830*，牛津：牛津大学出版社，2011年。

⑧ *The History of Suicide in England,1650—1850*，伦敦：皮克林与查托出版社，2011—2012年。

打开了一扇窗，从中可以看到"漫长的"18世纪①各种各样的自杀问题。

第三章

关于18世纪可能存在世俗化的问题，人们进行了大量讨论，主要是探讨忧郁症的表述问题。有一些核心的研究著作就介绍了这个问题，其中包括：约翰·F. 塞纳的《英国病：1700年至1760年间的忧郁症理念》②，和罗伊·波特的《心锁：从王政复辟时期至摄政时期的英国精神病史》③。波特有许多可读性很强的著作都探讨了忧郁症的问题。还有一些比较久远的著作，在探讨文学作品中的忧郁症方面有突出的学术价值，其中之一就是埃米·路易丝·里德的《格雷〈墓园挽歌〉之背景：品味忧郁诗歌的研究，1700—1751年》④。继续向前进入到浪漫主义时期，有埃莉诺·M. 西克尔的《阴郁的自我主义者：从格雷时代到济慈时代忧郁症患者的情感和相关主题作品》⑤。登录http://www.beforedepression.com，可以查看诺森比亚大学《抑郁症前传》项目的大量作品，代表了关于忧郁症及其相关概念的各种视角，都非常有帮助（我自己的确是这

---

① 许多英国史学家会使用"漫长的18世纪"来描述一段更加"自然"的历史时期，而不是按照日历的标准来算。他们扩展了18世纪的长度，包括了更大规模的英国历史运动，一般是从1688年的"光荣革命"到1815年的滑铁卢战役。还有的定义更侧重社会角度和全球视野，可能会进一步扩展到1660—1830年。"漫长的"18世纪主要还是一个概念，没有非常固定的定义——译者注。

② *The English Malady: The Idea of Melancholy from 1700 to 1760*，博士论文，普林斯顿大学，1967年。

③ *Mind Forg'd Manacles: A History of madness in England from Restoration to the Regency*，伦敦：企鹅出版集团，1990年。

④ *The Background of Gray's Elegy: A Study in the Taste for Melancholy Poetry, 1700—51*，纽约：哥伦比亚大学出版社，1924年。

⑤ *The Gloomy Egoist: Moods and Themes of Melancholy from Gray to Keats*，纽约：哥伦比亚大学出版社，1932年。

么认为的）。其中包括：艾伦·英格拉姆、斯图尔特·西姆、克拉克·劳勒、理查德·特里、约翰·贝克和利·韦瑟罗尔·迪克森编写的《漫长18世纪文学中的忧郁症体验：抑郁症前传，1660—1800年》①，以及克拉克·劳勒和瓦莱丽·马弗尔编著的《抑郁症的艺术表现与文化（1660年—1800年）》②。同样地，与之前像塞纳那个时期的经典研究相比，这些作品对女性、阶级、国家和民族等立场分析得更加充分。

第四章

说起19世纪的抑郁症相关文献，珍妮特·奥本海姆的杰出作品《脆弱的神经：维多利亚时期英国的医生、患者及抑郁症》③必须榜上有名。想要更加侧重了解制度性的观点，可以读一读约瑟夫·梅林和比尔·福赛思的《疯狂的政治：英国的国家、疯狂与社会，1845—1914年》④，而伊莱恩·肖沃尔特的《女性疾病》⑤则仍然是女性主义方面的一本关键著作。在神经衰弱问题方面，奥本海姆进行了深入的探讨，不过还有其他几本著作也值得一读：汤姆·卢茨的《美国神经质趣史，1903年》⑥，以及马莱克·海斯韦特-霍夫斯特拉和罗伊·波特编著的《神经衰弱文化：从比尔德

---

① *Melancholy Experience in Literature of the Long Eighteenth Century: Before Depression, 1660–1800*，贝辛斯托克：帕尔格雷夫·麦克米伦出版社，2011年。

② *Figures etculture de la dépression (1660–1800)/The Representation and Culture of Depression*，收录在《欧洲旁观者》（*European Spectator*）第10卷及第11卷，蒙彼利埃：地中海大学出版社，2011年。

③ *Shattered Nerves: Doctors, Patients and Depression in Victorian England*，牛津：牛津大学出版社，1991年。

④ *The Politicsof Madness: The State, Insanity and Society in England, 1845–1914*，伦敦：劳特利奇出版社，2006年。

⑤ *The Female Malady*，纽约：众神殿出版社，1987年。

⑥ *American Nervousness, 1903: An Anecdotal History*，纽约：康奈尔大学出版社，1991年。

到第一次世界大战》①。想了解文学作品里的神经衰弱，可以阅读凯特·肖邦的《觉醒》（纽约：矮脚鸡出版社，1981年，[1899年]）、弗兰克·诺里斯的《陷阱》（道布尔戴出版社，1903年）、伊迪丝·华顿的《欢乐之家》（纽约：斯克里布纳之子出版公司，1905年）、杰克·伦敦的《马丁·伊登》（纽约：麦克米伦出版公司，1909年），和西奥多·德莱塞的《天才》（纽约：约翰·莱恩出版社，1915年）。

第五章

进入现代，要了解20世纪抑郁症的历史，就要读劳拉·D. 希尔什贝恩的《美国忧郁症：20世纪抑郁症的建构》②。这本书里描述了流行文化以及消费者的积极力量在形成我们如今的抑郁症方面发挥了什么作用。希尔什贝恩的著作可以称得上是典范，很好地展示出人们不再局限于"伟人"像英雄一般发现了治疗方法的故事。她的视角更为细腻，看到所有（不同性别的）人都参与到了疾病的社会建构当中。她还明确指出，文化媒体怎么表现抑郁症对这种疾病不断变化的定义和治疗具有重要意义。丹·G. 布莱泽的《忧郁症时代："重度抑郁症"及其社会起源》③请求让社会精神病学回归，还试图把近年来抑郁症崛起的原因说成是化学或者基因以外的原因；根据这种观点，后现代的绝望已经取代了对现代主义的积极推进。北中淳子写了一部出色的研究著作，题为

---

① *Cultures of Neurasthenia: From Beard to the First World War*，《医学健康史研究》（*Clio Medica*）第63期，阿姆斯特丹：罗多彼出版社，2001年。

② *American Melancholy:constructions of depression in the twentieth century*，新不伦瑞克：罗格斯大学出版社，2009年。

③ *The Age of Melancholy: 'Major Depression' and its social origins*，纽约：劳特利奇出版社，2005年。

《日本抑郁症：为陷入痛苦的社会开一剂精神病药方》①。这部作品从跨文化的视角进行阐述，再一次强调人们需要承认抑郁症里涉及社会因素，并认真对待。米克尔·博克-雅各布森则在《形成心智，制造疯狂：从癔病到抑郁症》②里对后现代主义进行了比较全面的阐述。抑郁症在近代的"构建"和"发明"也在加里·格林伯格的《制造抑郁症：一种现代疾病的秘史》（伦敦：布鲁姆斯伯里出版社，2010年）中进行了讨论，而且对史实的叙述要更加准确一些。

第六章

艾伦·霍维茨和杰罗姆·C.韦克菲尔德编写的《我的悲伤不是病：忧郁症的起源、确立与误解》③提出了有力的观点，要求重新定义抑郁症，把它的含义范围大大缩小，从而给正常的悲伤腾出空间，不要像现在这样大规模地把普通的伤心变成疾病。这本书介绍了《手册》第三版的形成过程，还有许多其他内容。如果有人关心抑郁症的历史对这种疾病的当前状况有何影响，就一定要读这本书——历史对真实的患者所接受的实际治疗，产生了实实在在的影响。

无论是药物治疗，还是其他身体疗法，人们在治疗这个话题上都有很大的争议。有大量著作（这里就不一一列举）提出了新鲜的观点，这些著作主要来自两大苦难的根源：主流精神病学和精

---

① *Depression in Japan: Psychiatric Cures for a Society in Distress*，普林斯顿：普林斯顿大学出版社，2011年。

② *Making Minds and Madness:From Hysteria to Depression*，剑桥：剑桥大学出版社，2009年。

③ *The Loss of Sadness:How Psychiatry Transformed Normal Sorrow into Depressive Disorder*，牛津：牛津大学出版社，2007年。

神分析法，分别由爱德华·肖特和大卫·希利作为代表。要了解电击疗法的轶事故事和现实情况，他们的《电击疗法：精神疾病电休克疗法的历史》（新泽西：罗格斯大学出版社，2007年）就是一本很好的入门读物。肖特在《百忧解之前：精神病情绪障碍的麻烦历史》（*Before Prozac: The Troubled History of Mood Disorders in Psychiatry*，纽约：牛津大学出版社，2008年）这本书里抨击了医院等机构对药物的规定，还有所谓的"大药厂"，他们据说都对抑郁症患者的不当治疗产生了影响。大卫·希利则通过《抗抑郁药时代》（伦敦：哈佛大学出版社，1999年）和《让他们吃百忧解：制药行业与抑郁症之间的不健康关系》（纽约：纽约大学出版社，2004年），严厉地批评了第二本书副标题提到的这种不健康关系。肖特和希利都是执业精神病医师，他们并不反对正确用药，也不反对生物化学理念，肖特和麦克斯·芬克的著作《内分泌精神病学：解决忧郁症的谜团》（纽约：牛津大学出版社，2010年）就能证明这一点。

第七章

其他对主流精神病学，尤其是制药行业的抨击可以说是数不胜数，视角众多，其中有两本书值得关注：一本是乔安娜·蒙克里夫的《化学治疗的迷思：对精神病药物治疗的批判》[①]；另一本是理查德·本托尔的《医治心病：精神病治疗为什么失败》（伦敦：艾伦·莱恩出版社，2009年）。达里安·利德在《新潮流：哀悼、忧

---

① *The Myth of the Chemical Cure: A Critique of Psychiatric Drug Treatment*，贝辛斯托克：帕尔格雷夫出版社，2007年。

郁症和抑郁症》①这本书里奋力维护精神分析法，而茱莉娅·克丽丝特娃的《黑太阳：抑郁症与忧郁》②则年代更早，从更侧重于后结构主义和女性主义的视角分析了弗洛伊德学说。

关于服用精神病药物的患者怎么看待这些药的疗效，吉姆·里德在为（心理健康慈善机构）Mind编写的《精神病药物：关键问题与服药者的看法》③一书里进行了合理的探讨。还有一本学术著作，来自剑桥历史学家和精神病学家赫尔曼·贝里奥斯的母校牛津大学，题为《改造抑郁症：初级保健的抑郁症治疗史，1940—2004年》④。这本书建议对初级卫生保健的一线采取行动。

就像在其他时代一样，在我们这个时代，抑郁症相关的自传也层出不穷，好的作品资源很多。其中有三本来自男性抑郁症患者，文笔都非常优美：威廉·斯泰伦的《看得见的黑暗：疯狂回忆录》⑤、安德鲁·所罗门的《走出忧郁》⑥，以及刘易斯·沃尔珀特的《恶性的悲伤：解析抑郁症》⑦。最著名的故事要数伊丽莎白·沃策尔的《少女初体验》（纽约：霍顿·米夫林出版公司，1994年）。记者斯蒂芬妮·梅里特还有一部年代更近的作品，题为《内心的恶魔：抑郁症回忆录》⑧，她在书中描述了自己的产后抑郁，文笔十分动人。还有一类作品基调比较乐观，侧重于抑郁

① *The New Black: Mourning, Melancholia and Depression*，伦敦：企鹅出版集团，2009年。

② *Black Sun: Depression and Melancholia*，纽约：哥伦比亚大学出版社，1989年。

③ *Psychiatric Drugs: Key Issues and Service User Perspectives*，贝辛斯托克：帕尔格雷夫出版社，2009年。

④ *Reinventing Depression: A History of the Treatment of Depression in Primary Care, 1940—2004*，纽约：牛津大学出版社，2005年。

⑤ *Darkness Visible:A Memoir of Madness*，纽约：兰登书屋，1990年。

⑥ *The Noonday Demon: An Anatomy of Depression*，伦敦：佳酿出版公司，2002年。

⑦ *Malignant Sadness: The Anatomy of Depression*，第三版，伦敦：费伯与费伯出版社，2006年。

⑧ *The Devil within: A Memoir of Depression*，伦敦：弗米利恩出版社，2009年。

症的"恢复"，比如艾琳·伯内特-托马斯曾是抑郁症患者，后来又成为了精神科护士，她写过一本书，叫作《扭转忧郁：一名女性摆脱抑郁症，护理精神疾病患者的故事》①。抑郁症走向未来，除了生物医学技术的进步，也要倾听患者的声音，认同他们的体验，所以不应该把这些文字只是看作"正经"抑郁症研究之外多余的文学作品。

---

① *Turning the bluesaround: one woman's story of kicking depression to nurse the mentally ill*，伦敦：雅典娜出版社，2009年。

馔

出品人：许 永
产品经理：林园林
责任编辑：陈泽洪
装帧设计：墨 非
印制总监：蒋 波
发行总监：田峰峥

投稿信箱：cmsdbj@163.com
发　　行：北京创美汇品图书有限公司
发行热线：010-59799930

官方微博

微信公众号